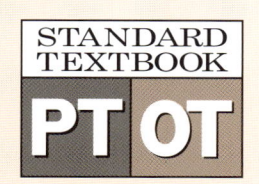

STANDARD TEXTBOOK
PT|OT

標準理学療法学・作業療法学
専門基礎分野

■シリーズ監修
奈良　勲　広島大学・名誉教授
鎌倉矩子　広島大学・名誉教授

臨床心理学

■執筆
町沢静夫　町沢メンタルクリニック院長

医学書院

標準理学療法学・作業療法学　専門基礎分野
臨床心理学

発　　　行	2001年 4 月15日　第1版第1刷Ⓒ
	2022年11月15日　第1版第22刷
シリーズ監修	奈良　　勲・鎌倉矩子
著　　　者	町沢　静夫
発　行　者	株式会社　医学書院
	代表取締役　金原　俊
	〒113-8719　東京都文京区本郷 1-28-23
	電話　03-3817-5600(社内案内)
組　　　版	ウルス
印刷・製本	大日本法令印刷

本書の複製権・翻訳権・上映権・譲渡権・貸与権・公衆送信権(送信可能化権を含む)は株式会社医学書院が保有します．

ISBN978-4-260-26619-2

本書を無断で複製する行為(複写，スキャン，デジタルデータ化など)は，「私的使用のための複製」など著作権法上の限られた例外を除き禁じられています．大学，病院，診療所，企業などにおいて，業務上使用する目的(診療，研究活動を含む)で上記の行為を行うことは，その使用範囲が内部的であっても，私的使用には該当せず，違法です．また私的使用に該当する場合であっても，代行業者等の第三者に依頼して上記の行為を行うことは違法となります．

JCOPY〈出版者著作権管理機構　委託出版物〉

本書の無断複製は著作権法上での例外を除き禁じられています．複製される場合は，そのつど事前に，出版者著作権管理機構(電話 03-5244-5088, FAX 03-5244-5089, info@jcopy.or.jp)の許諾を得てください．

＊「標準理学療法学・作業療法学」は株式会社医学書院の登録商標です．

刊行のことば

　わが国に最初の理学療法士・作業療法士養成校がつくられたときから，はや30余年が過ぎた．いま全国の理学療法士・作業療法士養成校の数は，それぞれ100を超えるに至っている．はじめパラメディカル（医学に付属している専門職）を標榜していた2つの職種は，いつしかコメディカル（医学と協業する専門職）を自称するようになり，専門学校のみで行われていた養成教育は，短期大学，大学でも行われるようになった．そこで教授されているのは，いまや理学療法，作業療法ではなく，理学療法学，作業療法学である．教育大綱化の波はこの世界にも及び，教育の細部を法令によって細かく規制される時代は去った．

　だがこうした変革のなかでも，ほとんど変わらずに引き継がれてきたものはある．それは，専門基礎教育と呼ばれるものである．「人」「疾患と障害」「保健医療福祉の理念」についての教育科目群を関係者はこのように呼ぶ．特に前2者はいわゆる基礎医学系科目，臨床医学系科目と見かけが同じであるが，実際は理学療法学・作業療法学教育にふさわしいものとなるように，力点を変えて教えてきたものである．内容再編の方法は個々の教師にゆだねられていた．理学療法学生，作業療法学生専用のテキストはなかった．

　しかしいま，固有の教科書を生み出すべき時がやってきた．全国にかつてないほど沢山の理学療法学生，作業療法学生，そして新任の教師たちが生まれている．ベテランの教師たちに，テキストの公開を要請すべき時がやってきたのである．

　かくして，本教科書シリーズ「標準理学療法学・作業療法学 専門基礎分野」は企画された．もちろんこのほかに，それぞれの「専門分野」を扱うシリーズがなくてはならないが，これは別の企画にゆだねることになった．

　コメディカルを自称してきた人々のなかに，医学モデルからの離脱を宣言する人々が現れるようになって久しい．この傾向は今後加速されるであろうが，しかしどのような時代が来ようとも，理学療法学・作業療法学教育のなかで，人の身体と心，その発達，そして疾患と障害の特性を学ぶことの意義が失われることはないであろう．理学療法が理学療法であり，作業療法が作業療法であるために，これらの知識は常に必須の基盤を提供してきたのだから．

1999年12月

シリーズ監修者

序

　臨床心理学は，近年きわめてその重要性が増しているとともに，その質も高まっている．日本のどこの学校でもスクールカウンセラーを必要としているし，企業でも産業カウンセラーを雇っているところが多い．町や駅前にも，一般の精神科医と同じようにカウンセラーが開業している．かつての精神病院主体の治療は，今や外来中心のクリニックになり，有効な治療法として認識を高めつつあるといえよう．

　それと同時に，作業療法士の果たす役割も大きい．入院や外来で作業療法をすることで精神障害者の社会への道づけをつくり，社会により近づくこと，つまり社会適応を可能にしている．ノーマライゼーション，つまり精神障害者が普通の人とできるだけ同じように社会生活を可能にしようとする動きは，近年明確になっており，作業療法士の協力は不可欠である．

　ところで，今のように臨床心理士が病院臨床を避けているようでは，正直なところ重症の患者を任せかねるということになる．このことは精神科医と臨床心理士の双方にとって，よい連携への障害になっているように思う．今後，臨床心理士やカウンセラーの需要が高まっていくことが間違いないのならば，カウンセラーもぜひ，国家認定資格として認められてほしいものである．作業療法士はその点，国家資格なので，病院で働き，多くの病院関係者や患者からも重視されている．

　ここで臨床心理士，あるいはカウンセラーという言葉を，あえて混乱して使ってみた．臨床心理士は英語では clinical psychologist となるが，cousel は"相談する"という意味である．そう考えると，臨床心理士は自分を「カウンセラー」ということによって，かえって己の力量を貶めているともいえる．どんなことでも相談されればカウンセラーということになれば，多くのカウンセラーが「私は心理療法をやっていますよ」と答えるに違いない．そうなると，臨床心理士あるいはセラピストという形で，言葉を統一したほうが，私はよいと思っている．

　臨床心理士あるいはセラピストが，病院・学校・企業，そして一般民間施設において，本当に自由に働けるようになれば，精神障害者はもっと気楽に彼らの門を叩くことになり，心の問題はいっそう解決しやすい状況になると思われる．

　また作業療法士も，これからは病院で働くのみならず，精神科医や臨床心理士と組んで外来でどんどん力を発揮してもらいたいと思う．簡単に入院という形で解決するのではなく，外来という，できるだけ社会の中での治療を維持するには，作業療法士や臨床心理士の力は大きいものであろう．

本書は，作業療法士，臨床心理士といった人たちによって精神障害者の社会復帰がより助けられることを願って執筆した．そのために，できるだけ最新の治療方法および病理学的な知見を記した．精神医学関連の多くの人に本書が生かされることを望む．

　2001年3月

町沢　静夫

目次

序説　PT・OTと臨床心理学とのかかわり ……… 1

第1章　臨床心理学概論　3
A. 臨床心理学と異常心理学，精神医学 …… 3
B. 臨床心理学の歴史 …………………… 3
　1. Hippocrates から近代へ …………… 3
　2. Freud の登場 ……………………… 4
　3. Freud 以後 ………………………… 5
C. 臨床心理学の現状 …………………… 5
　1. アメリカと日本との違い …………… 5
　2. 臨床心理士の認定制度 ……………… 6
　3. 心理療法とカウンセリングの定義 … 6
D. 心理テスト …………………………… 7
　1. 知能テスト ………………………… 7
　2. 自己記述式テスト ………………… 7
　3. 投影法 ……………………………… 8
　4. その他のテスト …………………… 8
E. 理学・作業療法との関連事項 ………… 8

第2章　神経症とDSMの診断体系　10
A. 神経症とは …………………………… 10
　1. 神経症の由来 ……………………… 10
　2. 不安が中心となる病気 …………… 10
B. DSMの診断体系 ……………………… 11
　1. 病因論的診断から多軸診断へ ……… 11
　2. DSM体系の流れ …………………… 11
C. 理学・作業療法との関連事項 ………… 12

第3章　不安障害　13
A. 不安障害とは ………………………… 13
B. 不安障害の分類 ……………………… 13
　1. 全般性不安障害 …………………… 13
　2. パニック障害 ……………………… 15
　3. 社会恐怖 …………………………… 17
　4. 対人恐怖 …………………………… 18
　5. 単一恐怖 …………………………… 19
　6. 強迫性障害 ………………………… 20
　7. 外傷後ストレス障害（PTSD） …… 21
　8. 急性ストレス障害 ………………… 24
C. 理学・作業療法との関連事項 ………… 24

第4章　身体表現性障害　25
A. 身体表現性障害とは ………………… 25
B. 身体表現性障害各論 ………………… 25
　1. 転換性障害 ………………………… 25
　2. 身体化障害 ………………………… 26
　3. 疼痛性障害 ………………………… 27
　4. 心気症 ……………………………… 28
　5. 身体醜形障害 ……………………… 29
C. 心身症――身体表現性障害の対比として … 30
D. 理学・作業療法との関連事項 ………… 30

第5章　解離性障害　32
A. 解離性障害とは ……………………… 32
B. 解離性障害各論 ……………………… 32
　1. 解離性健忘 ………………………… 32
　2. 解離性とん走 ……………………… 33
　3. 離人症性障害 ……………………… 33
　4. 解離性同一性障害 ………………… 34
C. 理学・作業療法との関連事項 ………… 35

第6章　適応障害　36
- A. 適応障害とは　36
- B. 適応障害の臨床的特徴　36
- C. 理学・作業療法との関連事項　37

第7章　パーソナリティ障害　38
- A. パーソナリティ障害とは　38
- B. パーソナリティ障害各論　38
  1. クラスターA　38
  2. クラスターB　41
  3. クラスターC　45
- C. 理学・作業療法との関連事項　48

第8章　摂食障害　49
- A. 摂食障害とは　49
- B. 摂食障害各論　49
  1. 拒食症　49
  2. 過食症　51
- C. 理学・作業療法との関連事項　52

第9章　統合失調症　53
- A. 統合失調症とは　53
- B. 精神病性障害各論　53
  1. 統合失調症　53
  2. 失調感情障害　55
  3. その他の精神病性障害　56
- C. 理学・作業療法との関連事項　56

第10章　依存症　58
- A. 依存症とは　58
- B. 依存症各論　58
  1. 薬物乱用および薬物依存症　58
  2. アルコール関連障害　59
  3. ギャンブル依存症　60
- C. 理学・作業療法との関連事項　61

第11章　気分障害　62
- A. 気分障害とは　62
- B. 気分障害各論　62
  1. 双極性障害　62
  2. 大うつ病性障害（うつ病）　64
  3. 気分変調性障害　65
- C. 理学・作業療法との関連事項　66

第12章　てんかん　67
- A. てんかんとは　67
- B. てんかんの臨床的特徴　67
- C. 理学・作業療法との関連事項　68

第13章　睡眠障害　69
- A. 睡眠障害とは　69
- B. 睡眠障害各論　69
  1. 不眠症　69
  2. 過眠症　69
  3. 睡眠・覚醒リズム障害　69
  4. 夢遊病　69
  5. ナルコレプシー　70
- C. 理学・作業療法との関連事項　70

第14章　性障害　71
- A. 性障害とは　71
- B. 性障害各論　71
  1. 性同一性障害　71
  2. 性嗜好異常　71

第15章　子供の精神障害とその周辺　73
- A. 子供の精神障害各論　73
  1. 精神遅滞　73
  2. 自閉症　74
  3. 学習障害　74
  4. 行為障害　74
  5. 注意欠陥/多動性障害　75
  6. その他の障害　76
- B. 社会問題となった子供の異常　77
  1. 不登校　77
  2. 家庭内暴力　78
  3. 引きこもり　79
- C. 児童虐待　80

1. アメリカの実態 ………………… 80
2. わが国の実態 …………………… 80
D. 理学・作業療法との関連事項 …… 82

第16章 老化とその障害　83
A. 認知症 ……………………………… 83
　1. 診断基準 ………………………… 83
　2. 治療 ……………………………… 84
B. 器質性精神疾患（症状精神病）…… 84
C. 理学・作業療法との関連事項 …… 85

第17章 リラクゼーション法　86
A. 心の疲労とは ……………………… 86
B. 各種のリラクゼーション法 ……… 87
　1. 腹式呼吸法 ……………………… 87
　2. 思考停止法 ……………………… 87
　3. 自己指示法 ……………………… 87
　4. リラクゼーション法（自律訓練法）… 87

第18章 精神療法　89
A. 精神療法とは ……………………… 89
　1. 治療法の概要 …………………… 89
　2. 患者と治療者の基本的関係 …… 89
B. 精神療法の形態 …………………… 90
　1. 家族療法，その他の治療法 …… 90
　2. 集団療法 ………………………… 90
C. 精神療法の開拓者 ………………… 91
　1. Freudの古典的精神分析 ……… 91
　2. Jungの分析心理学 …………… 92
　3. Adlerの個人心理学 …………… 93
　4. Eriksonの自我心理学 ………… 94
　5. Watsonの行動主義 …………… 94
　6. Skinnerのオペラント条件づけ …… 94

第19章 力動精神療法　95
A. 古典的精神分析概観 ……………… 95
　1. 洞察療法 ………………………… 95
　2. 自由連想 ………………………… 95
　3. 解釈 ……………………………… 96

　4. 転移 ……………………………… 96
B. 現代の力動精神療法 ……………… 96
　1. 自我分析 ………………………… 96
　2. 短期力動精神療法 ……………… 97

第20章 認知行動療法　99
A. 認知行動療法とは ………………… 99
　1. 認知の歪み ……………………… 99
　2. 否定的自動思考 ………………… 99
B. 認知行動療法の実際 ……………… 100
　1. 境界性パーソナリティ障害 …… 100
　2. 統合失調症 ……………………… 102

第21章 支持療法　105
A. 支持療法とは ……………………… 105
　1. 特徴 ……………………………… 105
　2. 目標 ……………………………… 106
　3. 治療効果 ………………………… 106
B. 支持療法の実際 …………………… 107
　1. 治療の具体的な進め方 ………… 107
　2. 精神分析との違い ……………… 108
　3. うつ病に対する支持療法 ……… 108

第22章 薬物療法　110
A. 精神科の薬物 ……………………… 110
B. 薬物療法の実際 …………………… 110
　1. 副作用 …………………………… 110
　2. 薬物療法中の患者・家族の注意 …… 111

セルフアセスメント　113

索引　123

序説 PT・OTと臨床心理学とのかかわり

　臨床心理学とOT（作業療法）とのかかわりはきわめて長い歴史をもっている．精神医学の発祥の時点から，すでに作業療法は行われていた．畑を耕したり，あるいは草花を育てるなどということは，精神医学が完成する前に作業療法で行われていたのである．その意味で，作業療法のもつ意味はきわめて大きいといえる．

　しかし，PT（理学療法）となると，そのかかわりはきわめて少ない．心の病気の場合，脳の働きあるいは心の働きが問題であり，特に筋肉系あるいは神経系の異常というものがあるわけではないからである．稀にかつての"ヒステリー"，今でいう転換性障害の運動感覚麻痺に理学療法が行われる程度である．

　作業療法では，昨今は非常に幅広い作業が採用されている．それらは対象者の"喜び"，"楽しみ"とする意味と，"将来の職業"という意味を含んでいる．楽しみとしては，たとえば料理をつくる，粘土細工をする，あるいは絵を描く，さらには箱庭療法をする，また，時にはダンスや民謡などの踊りをすることもある．現在最も人気があるのは，コンピュータ関係の領域であり，パソコン機能のうち，特にワープロに多くの人の興味を集めている．ワープロからさらにインターネットに興味をもち，それを完全にマスターしていく人もおり，それがやがて退院後の職業選択にも大きくかかわってくることになる．

　しかし大きな病院では，主たる患者は統合失調症（精神分裂病）である．統合失調症の人たちの症状の特徴には，「意欲がもてない」，「楽しみがもてない」という点がある．こういうことになってくると，患者が作業療法に打ち込むことはきわめて難しい．それでも，なんらかのきっかけやチャンスを与えることは，彼らの治療に非常に大きな意味をもつ．特に昨今，統合失調症の軽症化が顕著であり，この場合は多くのリハビリテーションに参加する．

　また他の精神疾患，たとえば双極性障害やうつ病，あるいは不安障害，身体表現性障害，解離性障害の人たちなども，リハビリテーションに大きな興味をもつ．コーラスや習字，カラオケなどは，彼らにとって非常に人気のある作業療法の1つである．

　筆者はカラオケが人気があるということを決して無視してはならないと思っている．音楽療法といって，クラシックを多く利用する人もいるが，実際，クラシックをやっても，患者はほとんど集まらない．そういう音楽療法よりも，むしろ作業療法の一環としてカラオケをすると非常に多くの人が参加する．しかもほとんど喋ったことのない人が1人カラオケのマイクを握り，大きな声を出すということは驚くべきことである．カラオケは，いかにも街にあるイージーなものとして考えられがちであるが，実際，カラオケのもつ意味は精神科の作業療法にとってはきわめて大きい．

　これからどんなことに彼らが興味をもつのか，その興味に従って作業療法の枠を広げていくことが大切である．

また，木工製作のように，はじめは木をいじっていろいろな作品をつくることから，やがて作業所で働くことにつながり，さらには工場につながって，やがて職業とするに至る人もいる．この作業療法～作業所～工場という社会参加の流れは，今後ますます強化されなければならないものと思われる．

第1章 臨床心理学概論

■学習目標
- 臨床心理学の歴史を知る．
- 各種心理テストの概略を知る．

A. 臨床心理学と異常心理学，精神医学

"臨床心理学"と"異常心理学"という用語が同時に使われることが多いが，内容はあまり違わない．ただ，異常心理学のほうがより基礎的な事実や研究を詳細に紹介し，臨床という立場がいささか薄くなる気配がある．他方，臨床心理学は当然臨床を重視するものであり，心理療法を中心とした処方が主となる．

一方，"精神医学"は生物学的な立場が濃厚であり，また薬物療法を主とした研究を前面に押し出してくる．しかし，心理療法や心理テストを無視するものではない．この意味でこの3つの学問は互いに領域がオーバーラップしており，厳密に区別できないことが多い．

つまり誰がその学問を必要とするかという，その人の所属する職業領域によって，患者の治療にあたっている臨床心理士が主に使うテキストを臨床心理学といい，異常心理学は特に臨床心理学系の人たちの基礎的な研究をするための学問といってもよい（➡ Advanced Studies ①）．精神医学は身体医学を学んだうえで，精神科医が扱うものである．したがって，筆者はこの3つの学問は分けるものではないと思っている．

わが国の臨床心理士は精神医学にやや疎いところがある．たとえば，診断をしなかったり，薬のことを知らなかったり，生物学的な理論の説明が不十分であったりする．つまり，精神医学に対してある種の独自性を主張しようとして距離をおくあまりに，精神医学の研究と臨床心理学の研究が同じ基盤にあることを自覚していない．これはわが国の臨床心理学の遅れである．精神医学では薬物療法，生物学的理論が優先されるが，臨床心理学では心理療法が中心に説明されると考えるもので，アクセントの違いはあるものの，ほとんど同じものと考えてよいであろう．

B. 臨床心理学の歴史

1. Hippocratesから近代へ

心理学にとっても，まずギリシャのHippocrates（ヒポクラテス；460?–377? B.C.）を歴史的に取り上げなければいけない．彼は人間の意識や感情，それに知性の中心は脳であると述べ，また狂気の原因は脳の病理から生じると考えた．このことは中世における「狂気とは悪魔つきである」という考え方に比べると，きわめて科学的なとらえ方である．また彼は，4種の体液，つまり血液，粘液，黄胆液，黒胆液のバランスによって，人間の精神的な健康が決まると考えていた．この理論は現代

からみると，すべてが正しいものとはいえないが，少なくともなんらかの体内の物質によって，脳の異常が発生する可能性を示唆したものである．これは現代における脳内ホルモンの研究につながるものと考えられる．

中世に入ると，西欧では精神病者は悪魔つきや魔女と考えられ，"魔女狩り"が行われ，時には殺されたり鎖につながれて収容される存在であった．この暗い中世を打ち破ったのは，フランスのP. Pinel（ピネル；1745–1826）であった．フランス革命のなか，ピネルはパリの収容施設に行き，患者をその鎖から解放し病院へ移した．彼は患者も人間と同じものであり，彼らの狂気は病気としてとらえるべきであり，治療の対象であると考えたのである．

また，E. Kraepelin（クレペリン；1856–1926）はドイツ人であるが，初めて精神病を分類し，2大精神病，つまり統合失調症（精神分裂病）と躁うつ病の2つに分類した（現代では，躁うつ病は精神病であるとはみなされていない）．2大精神病に分けたことは，その後の精神医学の発展，あるいは臨床心理学の発展に大きな影響を与えた．

2. Freudの登場

S. Freud（フロイト；1856–1939）は本来神経内科の科学者であったが，在野で開業するうちに，ほとんどの患者はヒステリー，つまり現在の転換性障害にあたるものであることに気づいた．ヒステリーの原因は幼児期の性的外傷からくると考え，すべての神経症は性欲から説明されうると考えた．これは現代では十分に納得できる考えではないにしても，神経症ないしノイローゼと呼ばれる病気には根源があるということ，そしてその治療のために，自由連想あるいは夢分析によって葛藤を見つけ，洞察に導く必要があるという主張は現代の精神療法につながっている．すなわち，精神療法を初めて明確化し，その方法論を明らかにしたのである．

現在はこのような精神分析はほとんど使われておらず，アメリカでは1970年前後に消えたが，今もって力動精神療法という形に衣替えして引き継がれている．Freudはまさに神経症ないしヒステリーの父であり，心理療法の父であった．この時代にあって神経症，特に運動感覚麻痺をきたすヒステリーがストレスからおこると主張したことは，大きな歴史的意味をもつ．

一方アメリカでは，心理学者としてJ.B. Watson（ワトソン；1878–1958）やB.F. Skinner（スキナー；1904–1990）をはじめとする学習心理学者が臨床心理学に寄与した．Watsonは条件反射によって神経症が形成されること，Skinnerはオペラント条件づけによる行動療法を統合失調症患者やその他の神経症患者に応用し，学習心理学が臨床心理学に大きく寄与できることを証明した．彼らの行動主義心理学は，現代のアメリカの精神医学や臨床心理学に大きな影響を与えている．

Advanced Studies

❶ 異常とは何か

異常とはGoldstein（ゴールドスタイン）によると，まず第1に社会的な変異を示すこと，つまり犯罪を犯したり，社会的に認められたルールに従えないことなど，いわゆる統計学的な変異を示す行動である．第2に主観的な苦痛，つまりその個人がどう感じるかである．たとえばパニック障害は本人には非常に苦痛であるが，人と比較した相対的な苦痛ではない．その個人が苦痛によって正常な日常生活が送れないことを意味するものである．第3に心理学的なハンディキャップであり，明白な理由がないにもかかわらず日常の社会的ないし職業上の仕事がうまく果たせない，あるいは能力が低下してしまうというものである．

この3つは相互に絡み合っており，単独で存在することはあまりない．たとえば30歳の男性がうつ病で仕事ができなくなったとしよう．うつ病そのものは主観的な苦痛が強いものである．それと同時に，家からまったく出ず寝てばかりおり，その年齢にふさわしい行動をとれないという意味では，社会的な変異を示している．さらに個人的な対人関係が損なわれ社会的に孤立してしまうことは，心理学的なハンディキャップと考えられる．このような3つの基準が，異常と提示されるものであるとGoldsteinは考えている．

臨床心理士や心理学者が手がけたことは，まずは知能テストの開発であった．わが国でも馴染み深い田中・Binet（ビネー）知能検査やRorschach（ロールシャッハ）投影法の研究は，アメリカを中心に世界中に広がっていった．Klopfer（クロッパー）をはじめとするRorschach研究は，心理学者の重要な動きの1つである．

さらにFreudの出現は，臨床心理学が臨床のなかに入っていくうえにきわめて大きな意味をもっていた．Freudは，精神科医よりもむしろ精神科でない人のほうが，精神分析に向いていると考えていたようである．確かに，O. Rank（ランク）をはじめとするFreudの弟子たちは，精神科医ではなかった．

3. Freud以後

やがて新フロイト派といわれるE. Fromm（フロム；1900–1980）やK. Horney（ホーナイ；1885–1952），H.S. Sullivan（サリバン；1892–1949）たちが，Freudの行きすぎた生物学的観点あるいは因果論的な見方を是正し，より現実的で目的論的であるべきだと汎性欲論を批判し，より広く適応できる理論を展開していった．それが現在の力動精神療法である．

C.R. Rogers（ロジャーズ；1902–1987）はFreudの精神分析に対抗して，患者中心主義，あるいはクライアント中心主義といわれる理論を進めた．それは"非指示法"といい，患者と共感することによって患者の能動性，患者の意欲を引き出し，自らが治療していくことを中心とした理論構成である．Freudのように医者が分析し，洞察してあげるのではなく，患者自身が自分で自分の力を見つけ，自己実現に向かうと考えるものである．

A.H. Maslow（マズロー；1908–1970）らは，人間全体を包括したグローバルな視点に立って，下等な欲求から高等な欲求までを想定し，下等な欲求が満足されれば，次により高いレベルの満足を求め，そのようにして最終的には自己実現の欲求に至るという考え方を示した．

このような人たちの動きによって，臨床心理学は精神分析とは別の独自の方向を模索したのである．

さらに第二次世界大戦となり，アメリカ軍はヨーロッパ戦線や太平洋戦争に突入していくのであるが，その際精神科医だけでは戦線の治療がはかどらず，精神科医に代わる人材を臨床心理学に携る人たちに求め，まもなく臨床心理士という資格が制定された．

C. 臨床心理学の現状

1. アメリカと日本との違い

アメリカの臨床心理士の資格取得はきわめて厳しく，博士課程修了後，研修を経て州の試験に合格して初めて臨床心理士と称することができる．全員が博士号をとるという意味できわめて厳しい資格であるが，そのことによって精神科医と堂々とわたりあえる実力者を生み出しているともいえる．

わが国の臨床心理学者は，Rorschachテストなどの心理学的評価を中心とした研究と，Rogersの非指示法の影響を非常に強く受けている．しかしアメリカではすでにその領域を脱し，基礎研究できわめて優れた研究を行う一方，臨床でも精神科医と一緒にほぼあらゆる患者の治療を行っている．それは高いレベルの国家資格を得ていることで，学問の境界をあまり意識せず，精神科医と手を組んでいるからである．したがって，アメリカでは心理テスト専門の臨床心理士は少ない．

臨床心理士による治療として，やがてA.T. Beck（ベック；1921–）の認知療法が提唱された．これもFreudの"無意識"という言葉を嫌ったものであり，また医師が患者を見下すような権威性を否定した，医師と患者相互の共同作業としての心理療法を考えたものである．このBeckの認知療法は認知行動療法として，今やアメリカではきわめて進んだ治療法とされている．

あるいはLinehan（リネハン）やA. Ellis（エ

リス；1913–）などの認知理論と，それに基づいた臨床は，精神科医も取り入れている．Watson や Skinner の学習理論は，それぞれに行動療法としてより洗練されたものにまとまっていった．特に強迫性障害に対する行動療法は，暴露療法ともいわれるものである．「さわるのが怖い」，「手洗いの時間が長い」という症状に対して，単なる分析では治らないと考え，行動療法的に治療し，大きな成果を治めている．

　アメリカの精神科教授のなかには臨床心理学出身の人がかなりおり，その意味では精神科医と臨床心理士はよき協調関係にあるといえる．ところがわが国では，臨床心理士が精神科医と協調して，病院の中でよい関係を保ちつつ働くことはきわめて珍しい．わが国の精神科医は，心理療法のトレーニングを受けることが少ない．自ら望まなければ，心理療法のトレーニングを受けずに精神科医と名乗ることになる．これでは，心理療法の力が伸びないのもしかたがない．わが国の精神科医の大部分は薬物療法に頼り，また生物学的観点にいささか偏ったところにいるのが一般的な傾向である．

　一方，わが国の臨床心理士の世界では，Rogers の非指示療法を中心に，さらに河合隼雄らが紹介したユング心理学が大きな勢いをもっている．C.G. Jung（ユング；1875–1961）の心理学が広がっているのは，世界中にも類をみないことで，それだけ河合隼雄氏の力が大きいのかもしれない．しかし臨床にとっては，Jung の心理学理論はそう簡単に適用できるものではない．多くはもっと現実的な方法をとる必要がある．その意味ではオーソドックスな支持療法（supportive psychotherapy），力動精神療法（dynamic psychotherapy），認知行動療法（cognitive behavior therapy）を学んだうえで，そこから Jung なり A. Adler（アドラー；1870–1937）なり，ゲシュタルト療法なりへ進むのが問題が少ないと思う．最初から Jung のみで心理療法を遂行しようとするのは現実的ではない．

2. 臨床心理士の認定制度

　わが国の臨床心理士は，大学院の修士過程を修了したあと，一定の研修や治療経験を経たうえで，あるいはスーパービジョンを受けたうえで，改めて学会認定の試験に合格して資格が得られる．1982年に「日本心理臨床学会」が発足し，この学会が母体となって臨床心理士の資格制度をつくることになり，関連する小学会が集まり「資格認定協会」をつくった．この協会が発足したのは 1988 年，文部省から財団法人として認可されたのが 1990 年である．

　同時に，日本心理臨床学会がまとめた冊子を基準として，臨床心理士養成のための大学院カリキュラムの整備も進められた．その１つの結果として，1996 年から大学院指定制度が発足した．これは「この大学院は必要なカリキュラムを備えており，臨床心理士の試験を受けられる最短コースです」という指定を認定協会が行うのである．現在，その指定を受けた大学院は 20 数校になっている．

　わが国の臨床心理士の資格は，前述のとおり日本心理臨床学会認定で，厚生労働省の認定を受けていない．文部科学省系の学会認定では活動領域は限られ，病院，医療関係は含まれない．しかし，医療の現場にこそ臨床心理士が必要なのである．厚生労働省が認定すれば，臨床心理士の行う心理療法に保険点数がつくので，病院にとってもメリットがある．職場が精神病院，その他の医学関係施設すべてに広がれば，それだけ活動領域が広がり，職業上の安定が得られる．今後そのような動きを心理臨床学会，資格認定委員の人たちがとれるかどうかが問われている．

3. 心理療法とカウンセリングの定義

　わが国では，カウンセラー，セラピスト，臨床心理士という用語が，それぞれ混同して使われている．明らかにセラピストとして働いているのに，

自分を"カウンセラー"と呼んでいる人もきわめて多い．

アメリカでは1979年，心理学の臨床領域は次の4つに定められた．①臨床心理学，②カウンセリング心理学，③産業および組織心理学，④学校心理学である．

この立場でいうと，①の臨床心理学は，人間の内面に入り，病んだ心を治癒に導く，いわゆる心理療法を行うものである．一方，②のカウンセリング心理学とは，その個人の成長と適応を重視して，その改善をはかるものである．言い換えれば，表面的な人間の適応を援助するものである．実際，アメリカではカウンセラーはこのように位置づけられており，博士号がいらないので，臨床心理学に比べればはるかに楽に資格がとれる．

またカウンセリングと心理療法は，その派生の時点でも異なっている．カウンセリング心理学は，アメリカでは職業指導という形で始まった．つまり，その人の適性を考え，職業を選ぶために相談にのるのがカウンセリングである．つまり，学校カウンセリング，大学での職業カウンセリング，あるいは産業カウンセリングがそれである．そして，相談に来る人をクライアントという．

他方，心理療法を行うのは臨床心理学者であり，彼らは精神病院や精神科クリニックなどの医療機関で，心の病をもっている人の治療にあたる．しかし，わが国ではカウンセラーといいながら，実際は心理療法を行っており，この混乱はまったく解決していない．

Rogersも初期には"非指示的カウンセリング"と呼んでいたが，やがて"非指示的心理療法"（サイコセラピー）という名称に変えた．つまり，アメリカの臨床心理学者も初期にはカウンセリングという用語を使っていたが，やがて独自のクリニカル・サイコロジー，つまりサイコセラピストとして自立したのである．したがって，わが国で臨床心理士の資格をもっている人，あるいはセラピストとして訓練を受けている人たちは，カウンセラーではなくセラピスト，あるいはクリニカル・サイコロジストと呼ぶべきである．このことは学会レベルで解決しなければならない．セラピストとしての力が十分ある人をカウンセラーと呼ぶのは，その人の権威を傷つけることにもなると思われる．

D. 心理テスト

心理テストは，臨床心理学の出発点となった．以下に，主な心理テストを紹介する．

1. 知能テスト

戦争時の軍隊の役割分担のために知能テストが必要とされた．その結果，Stanford-Binet（スタンフォード・ビネー）式知能テスト（日本では田中・ビネー式知能検査として，日本の文化に適応するものとして翻案されている），Wechsler（ウェクスラー）スケール，さらに大人用，子供用に分かれたWechslerテストがつくられている．現在ではこれが一番信頼されている．

2. 自己記述式テスト

質問紙法の1つで，文章で個々人に問いかけることによって，その人の行動，思考，感情，信念，体験を知ることができる．

たとえば，代表的なものにMMPI（Minnesota multiphasic personality inventory；ミネソタ多面人格試験）がある．これは多くの質問を含んでおり，精神医学的な診断や人格の判定もできる．その意味では非常に便利だが，質問項目がきわめて多いのが欠点となる．また，自己記述式であるだけに，本人がいい加減な答えを書いた場合は，妥当な判定が出ない可能性がある．

3. 投影法

a. Rorschachテスト

投影法として有名なのは，スイスの精神科医 H. Rorschach（ロールシャッハ；1884–1922）がつくった Rorschach テストである．10枚のカードがあり，それに対称的なインクのしみが示されている．10枚のカードのうち5枚はすべて黒，残りの5枚にはいろいろな色が含まれている．患者はこのカードを見て，何に見えるか，そしてその理由を問われる．この反応は，本人自身それがどういう意味をもつか知らないだけに，より本当の内面がみえるともいえる．したがって，不安や敵意，性的な葛藤，あるいは思考の異常などを検出することができる．

ただし，一般的とはいえ，本テストは信頼性や妥当性に欠け，科学的な心理測定としては不十分であるという批判がきわめて強い．

b. TAT

TAT（thematic apperception test；絵画統覚検査）は絵を見せ，その絵に基づいてストーリーをつくらせるテストである．ストーリーには本人の内面が投影されるので，そのことから患者の心的世界を探ろうとするものである．

TATも Rorschach テストと同じように，客観性に問題はあるにしても，経験を積めば患者の内面世界をかなり感じることができ，診断上の見落とし，あるいは患者のダイナミックな心の把握不足といったものを補うことが十分可能である．特に治療がうまく進まないときや，何か問題があるのに話してくれないといった防衛が強いときなどには有効なものと考えられる．

4. その他のテスト

他方，CTスキャンのように生物学的に脳の構造を知るテストもある．さらに脳の機能的な状態を，酸素消費量や糖代謝などを調べることによって知ることもできる．昨今，脳の構造や脳のホルモンと心理学的異常との関連を調べる研究がきわめて盛んになった．現在は，診断面でも治療面でも，CTやPETなどの形態的な観察と，心理テストとの有機的な関係を無視することはできない段階に入っている．

さらに，心理テストあるいは心理測定法の技術も発達し，われわれ自身で自分の望むような心理テストを質問紙法によってつくることができるようになった．ボーダーライン・スケール，うつ病認知スケールなどは筆者がつくったものであるし，精神病の偏見尺度もつくっている．このように，今や多くの臨床心理士が自分固有の目的で心理テストをつくることが盛んに行われている．

E. 理学・作業療法との関連事項

理学療法は，精神科ではあまりみられるものではない．むしろ作業療法が，歴史的にもきわめて古くから，広い範囲にみられる．国内外を問わず，おそらく精神科の患者が収容されるようになった中世以前から，なんらかの作業療法と称されるものが行われていたに違いない．

作業療法が明確な形をとったのは，Kraepelinによる統合失調症に対する作業療法と考えられる．いかなる形かは十分に知られておらず，またKraepelin自身，それを統合失調症の精神療法と考えていたわけではないと思われる．むしろ，いろいろな作業を通じて作業能力を高めることで社会復帰を促すということが主目的であったと考えられる．

作業療法は今や全世界の精神科で行われており，アメリカではデイケアの一環として組み込まれていることが多い．日本でもそれは同様であり，作業所などでは患者たちがかなり高度なものをつくっている．洋服やお菓子，机や椅子といった木工関係の作業のほか，日本特有なのは，畑仕事などの農作業も作業療法として用いられている点である．

これは森田療法を中心として行われているものであり，精神科全般に広がっている．

■復習のポイント
1. Hippocrates は心はどこにあると考え，心の病をどう考えたのかを述べよ．
2. Freud によればヒステリーとは何か．Freud の心理療法を述べよ．
3. 心理テストの主な種類を述べよ．

第2章 神経症とDSMの診断体系

■学習目標
- 神経症から精神障害に移る根拠を理解する.
- Freudの神経症論を理解する.
- DSMの展開を知る.

A. 神経症とは

1. 神経症の由来

"神経症"という用語を現代的な意味で初めて使ったのは,精神分析の創始者として名高いS. Freud(フロイト;1856-1939)である.ドイツ語では"ノイローゼ"というが,これは末梢神経の病気という意味である.末梢神経は手足の各所に指令を伝えたり,反対に手足の痛みやいろいろな感覚を脊髄に伝える役目を果たしている.

Freudが活躍した19世紀末から20世紀はじめには,確かにノイローゼの代表ともいえる"ヒステリー"が精神科医の診療の中心だった.精神障害といえばヒステリーのことだったといってもよいであろう.ヒステリーは「突然歩けなくなる」,「手の感覚がおかしくなり,しびれたようになる」というように,手足の麻痺が主な症状となることが多く,Freudはこれを末梢神経が麻痺したためと考えたので,"神経症"という名前が生み出されたのである.

しかし実際には,麻痺をおこす本当の原因は"心の中の不安"であり,末梢神経とはまったく関係がない.なぜそういえるかというと,ヒステリー性麻痺は神経走行に見合ったものではなく,手なら手という限られた機能に麻痺がおこる,つまりグローブ状に麻痺がおこるからである.

手は内側と外側の両方に神経が走っているが,両方の神経が同時に障害されることはきわめて稀である.ましてグローブ状麻痺のように手首から指先まで,手全体に生じることは神経学的には考えられない.

足の麻痺も同じで,ストッキング状麻痺と呼ばれるように,大腿部の付け根から指の先まで全体的に広がるのである.これらは神経学的な麻痺とは区別され,機能的麻痺(手や足の働きそのものの麻痺)と呼ばれる.

2. 不安が中心となる病気

こうしたことから,現在ではノイローゼという呼び方が疑問視され,"神経症"という用語そのものも使われなくなった.一方,ヒステリーは子宮という意味のギリシア語"hystera"に由来しているのだが,女性特有の病気ではないこと,欧米では差別語とされていることから,1980年のアメリカのDSM-III(精神疾患の分類と診断の手引き)の刊行以来,使われなくなった.

したがって,本書でも神経症という用語の使用は避けたいところだが,これまで広く一般的に使

われてきており，病院などでも耳にすることが多いため，"かつて神経症と呼ばれていた病気"という意味で便宜的に使うことにする．

神経症には，一見すると症状のまったく違ういろいろな病気が含まれているが，共通するのは"不安が症状の中心になっている"という点である．分類すると，①不安障害，②身体表現性障害，③解離性障害となるが，詳細は次章から順次解説する．

B. DSMの診断体系

1. 病因論的診断から多軸診断へ

1980年のDSM-IIIが出現するまで，アメリカも精神科診断に関する妥当性と信頼性の高い診断体系をもっていたとはいいがたい．もともと精神科の診断は病因，つまり病気の原因がはっきりしないだけに，いわゆる内科や外科のような病因論を中心とした診断はつくることが困難である．

したがって，DSM-IIIからDSM-IVに向かっての診断体系は病因論を避け，むしろ現象としての症状を中心に診断体系をつくっている．たとえば，注意欠陥/多動性障害はかつては微小脳損傷といわれたが，その微小脳損傷が証明されないのであれば，症状を中心とした注意欠陥/多動性障害というほうが妥当であるというように．

DSMのような診断基準をつくるのは，行政上，法律上，そして研究上でも用語の統一ということが必要だったからである．また，臨床的にも互いのコミュニケーション上，用語の一致は必要であった．たとえば，精神科医，他科の医師，心理学者，ソーシャルワーカー，看護婦，作業療法士などの相互の会話が一致するためにも，精神医学の診断基準をつくる必要があった．

当初は，WHOのICD（International Classification of Disease）が先行していた．それを修正した形でDSM-Iが1952年に発刊された．これはA. Meyer（マイヤー）の心理生物学的な観点が濃厚にみられるものであった．DSM-IIはDSM-Iに従っているが，Meyerが使用していた"反応"という用語は消えている．

1980年に発刊されたDSM-IIIはそれまでの診断基準とは異なり，多軸診断を導入した．これは症状を中心とした診断を主体とし，病因論的な観点に対しては中立の態度を示した．DSMは初期の段階からICDというWHOの診断基準を参考にしてきたが，DSM-IIIに至っては，ICD-9はアメリカにはうまく当てはまらないことが確認された．特に多軸診断を使用しなかったことが，診断学の遅れとしてとられたようである．

2. DSM体系の流れ

DSM（diagnostic and statistical manual of mental disorders；精神疾患診断と統計の基準）の本来の出発点は，ICDというよりも，むしろ1972年に発表されたファイナー診断基準（Feighner Criteria）である．

ファイナー診断基準は信頼性が高く，大いに利用されたが，さらにこれを拡充したのがResearch Diagnostic Criteria（RDC）〔Spitzer, et al., 1978〕である．このファイナー基準とRDCが，DSMという画期的な診断基準をつくるもとになった．

a. DSM-III

1980年に発刊されたDSM-IIIは，以前のDSMに比べ，信頼性において飛躍的に進歩を遂げた（もちろん今からみれば不十分であるが）．その結果，DSM-IIIはアメリカ全土に広まり，世界的に受け入れられた．

臨床家や研究者を問わず，互いのコミュニケーションは進み，医学生や臨床心理の学生のテキストにも採用され，論文もこの診断に基づいて発表されるようになった．このDSM-IIIの概念はICD-10（1992年刊）にも影響を及ぼした．

b. DSM-III-R

DSM-IIIはいくつかの非一貫性があり，また診

断基準も必ずしも明確ではなかった．そのために全米精神医学会は1983年にDSM-III-R（改訂版）の作成を開始し，1987年に完成した．

c. DSM-IV

DSM-IVは，DSM-IIIとDSM-III-Rを実施したことからの研究展望データの再分析およびフィールド調査を経て，1994年に作成された．そのため診断基準の変更も必要であったが，その結果，きわめて信頼性の高い診断基準となった．またWHOのICD-10ともあまり矛盾していない．ICD-10はDSM-IVをつくったメンバーとの重複が多く，内容は類似しているが，多軸診断ではない．

DSM-IVはDSM-III以来の多軸診断で，5つの面から診断を行う（表1）．

2000年にはDSM-IVを改めたDSM-IV-TR（text revision）が出されている．

C. 理学・作業療法との関連事項

DSM-IIIに始まる多軸診断のうち，第Ⅴ軸では適応水準を述べている．これは，適応レベルを0～100点で評価するものである〔機能の全体的評定（global assessment of functioning; GAF）尺度〕．100点ならば問題なく適応しており，0点は

表1　DSM-IVの各診断軸

第Ⅰ軸	臨床疾患 臨床的関与の対象となることのある他の状態
第Ⅱ軸	パーソナリティ障害 精神遅滞
第Ⅲ軸	一般身体疾患
第Ⅳ軸	心理社会的および環境的問題
第Ⅴ軸	機能の全体的評定*

* 0～100の尺度で，心理的，社会的および職業的機能について点数がつけられる．

判断不能で，1点ならばほとんど社会的活動ができない．50点レベルだと，外での活動はできないが，家の中での仕事はおおよそできる．

精神障害は，もともとの定義が，「日常生活能力の顕著な低下」であることから，診断にあたっては現在の生活能力がどのレベルにあるのかを明記しなければならない．そうなると，職業的機能，あるいは社会的・心理的機能というものまで含めて評定するので，リハビリテーションにとっても，このGAF尺度をいつも見比べることで，どの程度回復したかをはかることができる．

作業療法でも，職業的機能，あるいは社会的・心理的機能の向上を評価するにあたっては，このGAFの点数がとても重要である．

■復習のポイント
1. 神経症という名称の問題点を述べよ．
2. ヒステリーの語源についての問題点を述べよ．
3. DSM-IIIからDSM-IVへの流れと各体系の特徴を述べよ．

第3章 不安障害

■学習目標
- 不安障害の種類を知る．
- 強迫性障害とパニック障害に対する暴露療法を理解する．
- PTSDのメカニズムと心理療法を理解する．

A. 不安障害とは

不安障害（anxiety disorder）は新しくDSM-IVに登場した用語である．以前は"不安神経症"とひとくくりにしていたものを2つに分けて，慢性的な不安に悩まされているならば"全般性不安障害"，急な不安発作を繰り返すならば"パニック障害"と診断するようになった．

不安障害は，以下のように大きく8つに分類される．

① 全般性不安障害
② パニック障害
③ 社会恐怖
④ 対人恐怖
⑤ 単一恐怖
⑥ 強迫性障害
⑦ 外傷後ストレス障害（PTSD）
⑧ 急性ストレス障害

B. 不安障害の分類

1. 全般性不安障害

全般性不安障害（generalized anxiety disorder）には急な不安発作はないが，いつも不安な気分，身体的な不安症状が消えない．しかも，自分でもどうしようもないほど強い不安感にさいなまれるものである．

[症状] 過度な不安が運動系の緊張，自律神経の過剰な活動，警戒心の強さなどを引きおこし，そのために普通の日常生活を送ることができない．

運動系の緊張とは，一般的に，ふるえ，落ち着きのなさ，頭痛などとして現れる．自律神経系の過剰な活動とは，呼吸が速くなる，発汗，動悸，消化器系の異常などになって現れる．また警戒反応としては，焦燥感や驚きやすさなどがよくみられる．

ほとんどの場合，他の疾患，特に心身症，パニック障害，うつ病などと合併しておこることが多い．

[診断基準]
A. 過度な不安と心配をもっている．
B. 自分の心配事をコントロールできない．
C. 診断には，以下の6つの症状のうち3つがあることが必要である．
　① 落ち着きのなさ，緊張感や過敏
　② 疲れやすいこと
　③ 集中力の低下
　④ ちょっとしたことにひどく驚くなど，刺激に反応しやすいこと（易刺激性）
　⑤ 筋肉の緊張
　⑥ 睡眠障害

このような症状によって，社会的・職業的，または日常的な機能障害がおこる．
D. 不安と心配の対象が第Ⅰ軸障害の特徴に限られていない〔第2章の表1（☞ 12 ページ）参照〕．たとえば，不安または心配が，
- （パニック障害のように）パニック発作をおこしたり，
- （社会恐怖のように）人前で恥ずかしくなったり，
- （強迫性障害のように）汚染されること，
- （分離不安障害のように）家族や身近な者から離れること，
- （神経性無食欲症のように）体重が増加すること，
- （身体化障害のように）多彩な身体的愁訴をもつこと，

に関するものではなく，またその不安と心配は外傷後ストレス障害の期間中にのみおこるものではない．
E. 不安，心配，または身体症状が臨床的に著明な苦痛または，社会的，職業的，または他の重要な領域における機能の障害を引きおこしている．
F. 障害が，物質（例：乱用物質，投薬）または一般身体疾患の直接的な生理学的作用によるものではなく，気分障害，精神病性障害，または広汎性発達障害の期間中にのみおこるものでもない．

[原因] 生物学的原因として，大脳辺縁系やその他の異常であるという仮説を唱える人，また心理的な問題で，ストレスから誘発されると主張する人もいる．

現実には，リストラの不安によって発症したり，別居や離婚後に発症したりしていることを考えると，ストレッサー（ストレス因子）と，ストレスに影響されやすい患者の体質の両方を考える必要がある．これは不登校の子供がよくかかえている症状でもある．

[治療] 精神療法と薬物療法をうまく組み合わせることが非常に重要である．精神療法で根本的な解決をはかる一方で，気長に病気とつき合うために薬の助けを借りるわけである．

精神療法で多く用いられているのは，力動精神療法である．無意識に存在している不安の根源を探り当て，それをコントロールすることを学ばせて解決をはかる．同じ目的で認知行動療法もよく用いられる．

薬物療法では，抗不安薬，交感神経遮断薬である β ブロッカー，ケースによっては抗うつ薬や SSRI（選択的セロトニン再取り込み阻害薬）などが効果がある．

[本人と家族の注意] 慢性的な病気のため，以下に紹介する症例のように，原因，つまり「何がストレスになっているのか」が，本人にも家族にもわかりにくくなってしまっている場合が少なくない．したがって，できるだけ早く専門医に診てもらい，根本的な原因を見つけ出し，対応策を考えることが大事である．

[予後] 慢性的な病気であるから，治療を開始したからといって，すぐによくなることは期待できない．よくなったり悪くなったりを繰り返しながら，少しずつ快方に向かっていくのだと理解してほしい．また，なかにはパニック障害やうつ病に移っていく人もいる．

正確にどの程度で治るかを指摘するのは難しいが，パニック障害やうつ病のように治療に緊急を要する精神障害ではない．あまり焦らずに時間をかけて治っていくものである．

症例 1

48 歳の女性が「疲れやすい」，「眠れない」という主訴で外来にやって来た．「いつも不安があって日常の生活もままならない」と言う．話を聞くと，「いつも緊張感があって疲れやすい」，「なんとなく落ち着かなくて集中できない」，「睡眠障害がある」，「ちょっとしたことにもビクッとしてしまう易刺激性がみられる」などの症状があることもわかった．しかもそれが 10 年近く続いているという．近所の病院にかかっていたのだが，なかなかよくならないので，筆者のところに来たのである．

最初はなかなか原因がはっきりしなかったが，そのうち「夫が政治活動に夢中になっていて，多額のお金がいつも動いている．そのたびに妻として気が気でない状況が続いている」ということがわかった．そのために夫婦喧嘩がいつも絶えなかったという．これが10年ほど前からずっと続いており，選挙のたびに不安がいっそう強くなる．

対応策として，彼女は「夫の世界には口を出さない」と心に決め，一定の距離をとるようにしていたのであるが，やはりお金の動きの激しさが気になり，不安にならずにはいられなかったのである．

病因を突き止めると，彼女は夫にそれを話し，政治活動をやめてくれるように説得した．結局，夫が折れて政治の世界から離れることになり，症状もかなり改善した．

2. パニック障害

パニック障害（panic disorder）は1980年にDSM-IIIに明確に記載された．一言でいえば，パニック発作を繰り返しおこす精神障害のことである．発作の頻度はさまざまで，1日に何度もというケースもあれば，1週間に数回というケースもある．また広場恐怖を伴っておこる場合が多いのも特徴である．広場恐怖とは，「逃げられない場所にいると考え，激しい恐怖に襲われる」というものである．

広場恐怖を呼びおこす典型的な場所としては，混雑した駅，デパート，電車やバスの中，エレベーターの中，地下鉄などがある．いずれも本来は特に怖がる必要のない場所ばかりで，本人たちも頭では「怖がるのはおかしい」とわかっているのだが，理屈よりも先に恐怖に打ち負かされてしまうのである．特にパニック発作がおきたとき，どこかに逃げたいのに逃げられない，そういう場所にいるとなると非常な恐怖に襲われ，発作はいっそうひどいものになる．

パニック障害は女性に多いが，男性にもみられる．だいたいにおいて，心の病になりそうもない完全癖のある勝ち気な人がやや多いという印象を受けている．

[症状]　症状の最大の特徴は"予期できない，自然におこるパニック発作"が繰り返しおこることである．パニック発作とは"短い時間（普通は1時間以内）で終わる強い不安・恐怖が引きおこす症状"のことである．発作には動悸や息苦しさが伴うので，最初は心臓の病気ではないかと考える患者が多く，内科外来に緊急で運び込まれるケースが少なくない．ところが，病院に着いたとたんに症状が軽くなり，心電図や胸部X線写真をみても異常が見つからない．そこで初めて精神障害が疑われ，パニック障害と診断されるわけである．

また，うつ病との合併率がきわめて高く，20〜40％といわれている．生涯有病率はおよそ1.5〜3％である．

[診断基準]　次の13項目のうち，4つ以上がほぼ同時（10分以内）におこればパニック発作（panic attack）という．

①動悸，心悸亢進
②発汗（特に手に汗をかくことが多い）
③身体の震え（手の震えが一番多い）
④息切れ，息苦しさ
⑤窒息しそうな感覚
⑥胸痛，または胸部の不快感
⑦吐き気，または腹部の不快感
⑧めまい，または気が遠くなる感じ
⑨現実感消失，または離人症状
⑩気が狂うのではないかという恐怖
⑪死ぬのではないかという恐怖
⑫皮膚の異常感覚．感覚麻痺，またはズキズキする，あるいは違和感があるなど
⑬身体全体の皮膚が冷たいか，熱い感じがする．（冷たいがやや多い）

[原因]　なんらかのストレスが引き金となって自律神経系，特に交感神経が興奮し，さらにはノルアドレナリンが過剰に分泌されて，心身にパニック障害がおこるものと考えられる．パニック障害は広場恐怖症を伴うものと伴わないものがある．

ストレスについていうと，1つはストレスに対する認知の歪みによってパニック発作が生じると考える認知行動理論がある．広場恐怖症を伴うパ

ニック障害では，パニックは逃げられない場所にいると考えたためにおこるのだが，たとえば混雑した駅に行くと発作がおきてしまうという場合，ごく普通に考えれば駅員もいるわけだし，実際には逃げられない危険な場所にいるとはいえない．ところが，もののとらえ方（認知）が歪んでいるためにそう思うことができず，発作がおきてしまうのである．

またパニック障害がおきるのは，分離不安があるからとする精神分析の考え方もある．たとえば「夫が自分から離れていこうとしている」という不安をもっているのに，「そんなことはない」と自分で打ち消して抑圧している女性がいたとする．こうして必死に自己防衛していても，何かの拍子にポッと「いや，やっぱり夫は離れようとしている」という考えが浮かんできて，抑圧しきれなくなってしまうことがある．こうした心理状態のときに，本当の不安が形を変えてパニック発作となって現れてくるというのである．

[治療] 薬物療法は，わが国では抗不安薬が使われるのが一般的である．さらにβブロッカーや抗うつ薬のアナフラニールなどを加えると，治まることが多い．アメリカではSSRIがよく使われている．

精神療法では認知療法によって，ストレッサーに対していつの間にか身につけた偏見，誤った考え方を見つけ出し，是正することを目指す．またさまざまなリラクゼーションの方法を学んだり，心身をリラックスさせる呼吸療法の訓練もする．ある程度発作の回数が減ってきたら，あえて外へ出て行き，電車に乗ったり，デパートへ行ったりといったトレーニングが必要である．これを暴露療法という．

[本人と家族の注意] パニック障害の多くは広場恐怖を伴うので，どうしても外に出たときに発作が出やすい．そのため，家族や身近な人の理解と助けは特に重要である．また，この障害に対して「気が弱い」，「根性がない」などと批判しても，何の意味もない．むしろ逆効果になるだけである．

温かく見守り，発作がおきたときには静かに休める場所を確保してほしい．

もちろん本人の努力も大切である．まず，むやみに「発作がおきたらどうしよう」などと怖がって，自分を追い込んだりしないことが大切である．もっと強いパニック障害が自己暗示的におこりかねない．発作はたいへん辛いものだが，病気でもなければ，死に至ることも狂気に陥ることもない．発作がおきたらとにかく静かに休み，深呼吸をして気持ちを静めるようにする．

また，パニック発作はカフェインやニコチンを過剰に摂取すると，症状が悪化しやすくなる．コーヒーなら1日3杯，タバコなら1箱までを目安にしておくとよいだろう．

症例2

45歳の男性が妻に連れられて外来にやって来た．彼は10年前から家の外に出られなくなり，仕事を失ってしまったという．外へ出ると動悸，息切れ，胸痛，手の震え，めまいなどに襲われて皮膚が冷たくなり，「死ぬのではないか，気が狂うのではないか」というパニック発作に襲われるという．妻がいればおこらないのだが，1人で外へ出ると必ずおこり，バスや電車に乗ることさえできない．もしも乗ってしまったら，最悪のパニック発作に至るのであった．したがって，彼の場合は，広場恐怖を伴うパニック障害と診断すべきであった．

それを治療しないまま1人で悶々とし，会社に行けないために解雇となり，それが10年間も続いて生活保護を受けるまでになっていた．妻は夫を見下し，嫌々ながら精神科に連れて来たのであった．

筆者はまず，患者に腹式呼吸を含むリラクゼーション法を教え，同時に広場恐怖を伴うパニック障害であるという診断を伝えた．別に心臓が悪いわけでもなければ，身体のどこかが悪いわけでもなく，いわば精神障害の1つであると説明し，治らないわけではないとも伝えた．

彼はこれまで振り回されてきた発作の理由がわかり，ほっとして，意欲をもってリラクゼーション法に取り組み始めた．そして抗不安薬やβブロッカー，そしてアナフラニールなどの投薬を続け，次第に症状が軽快していった．そして1人でも近所のマーケットに行けるようになった時点で，まずバスに乗る練習から始めた．それには妻の協力を要した．「妻がバスの行き先に待っている」というところから始

め，それがうまくいったら，今度は電車に乗るトレーニングに入り，それも数か月でうまくいくようになった．こうして彼は再び職を得ることができ，生活保護を解除することに成功した．

症例3

41歳の女性．動悸が激しいので，「心臓が悪いのではないか」と内科を受診したが，内科では何もないということで外来にやって来た．

話を聞くと，時には夜中，寝ているときに突然動悸が激しくなって目が覚め，汗をびっしょりかいていることもあるという．そのときは苦しくてたまらないのだが，傍らの夫に背中をさすってもらううちに嘘のように収まり，再び眠れるのだそうである．

最初はパニック発作が夜中におこったという以外ははっきりわからなかったが，その後の精神療法で，子供が大きくなり，大学に入ったのを機に家を出て行ったことが大きな引き金になっていたことがわかった．つまり1人でいることの不安によってパニック発作がおこったのである．特に広場恐怖はみられなかったので，広場恐怖症を伴わないパニック障害と診断した．

この女性の場合，精神療法がきわめて重要な役割を果たした．夫との関係が希薄で子供に依存していたことを自覚するとともに，1人で生きることを考えるようになったのである．そして再び夫との関係を取り戻す，趣味により対人ネットワークを広げる，実姉の化粧品店で働くことによって生き甲斐をもつなどによって，パニック障害を克服していった．

更年期の女性は身体の変調とともに，子供が巣立って"空の巣症候群"に陥ったり，何かと心身にトラブルがおこりやすいのだが，彼女はその典型例だったといえよう．

3. 社会恐怖

社会恐怖（social phobia）または社会不安障害（social anxiety disorder）とは，多くの人の前で食事をしたり，話をしたり，なんらかの行動をすることにおびえることである．これは日本人にはあまり多くない．確かに人前で話すことにおびえる人は多いが，そのような場面を回避すれば不安は避けられる．わが国では，社会的な場面で話をする人は自ら望んですることが多いので少ないとも考えられる．筆者自身，社会恐怖として診断する例はきわめて少ない．

しかし，歌手や俳優などにも人前に出られなくなる人が時にいる．症状が強くなると「声が出ない」，「うまく動作ができない」といった転換性障害をおこすことがある．

[診断基準]

A. 他人の前で注意を浴びるかもしれない状況，あるいは何かをするという状況で顕著な恐怖や恥ずかしさを感じるがために，人前に出ることを恐れる．

B. みんながいる社会的状況に出ると不安反応が誘発され，パニック発作に陥ることもある．

C. その恐怖は通常人が感じる恐怖よりも過剰であり，また非合理的であるという認識を本人ももっている．

D. 人が集まっている社会的状況を回避することによって恐怖感が生じないようにしているか，あるいはあえて強い不安や苦痛を感じながら社会的状況に耐えている．

E. 人前に出たりする社会的状況を回避する結果，またはその不安を予期したり，それを苦痛とするために正常な毎日の生活習慣，職業上の機能，または社会活動や他人との関係が障害されてしまう．

F. 18歳以下の人では，このような症状が最低6か月は続く．

G. 回避したい恐怖は，薬物による直接的な効果や，体の全体的な状況からおこるものではない．もし医学的な状況や，他の精神障害というものがあるならば，診断基準Aで恐怖としているものは，社会恐怖とは無関係である．

[原因] 社会恐怖の原因は十分にわかってはいない．「人前で喋る」，「人前で食事をする」，ということへの恐怖は多かれ少なかれすべての人がもっている．やはり，自分が人前でうまく行動できるか，よい評価を得られるかということに敏感な人が社会恐怖になると考えるのが妥当かもしれない．

[治療] まず薬物療法を行う．抗不安薬やSSRI

などが普通であり，また抗うつ薬なども使われている．またパニック発作を伴うような場合にはβブロッカーも加える．

精神療法としては暴露療法が一番有力である．あえてその場面に慣れていくプログラムをつくり，少しずつそれを乗り越えさせていく．さらに力動精神療法では，なぜそのような場面に恐怖するかというメカニズムを分析して，それを乗り越えようとさせる．その他，支持療法，家族療法などが一般に適用されている．

[本人と家族の注意]　日常的にはあまり大きなトラブルとなることはないので注意すべきことはないが，本人がそれを治そうとするならば，できるだけおびえず少しでも人前で話す，人前で食事をするということを繰り返すことが重要である．家族もあまり守りすぎることなく，少しでも人前に出られるように勇気づける努力が必要であろう．

[予後]　多かれ少なかれ，この社会恐怖の傾向はその人につきまとうことになるが，生活に支障がなければよいと割り切って考えるならば，大半の人は年齢とともに軽快していくものである．

症例 4

23歳の歌手が外来にやって来た．「人前に出ると声が出ない」，あるいは出てもかすれ声になってしまい，「歌手として決定的にダメージを受ける」というものであった．このケースの場合は家庭の問題，特に父との葛藤が顕著におこっており，そのトラブルで転換性障害として声が出なくなったのである．失声にまでは至らないが，かすれ声や高い音が出ず，音域が狭くなっていた．

これに対して，力動精神療法によって父との葛藤を明らかにし，それへの洞察を深めることが重要であったと同時に，発声練習を何度も繰り返し音域を取り戻す訓練をした結果，3か月ほどで改善し，歌手として復帰した．

4. 対人恐怖

"対人恐怖"は，性格的に几帳面で相手に対する気配りが強いとされる日本人に特有なものといってよい．したがって，アメリカでつくられた診断基準には当然記載されていない．強いていうならば，社会恐怖あるいは回避性パーソナリティ障害（avoidant personality disorder）として位置づけられる．

[症状]　この不安障害をもつ人たちは，どちらかというと1対1の対面におびえ，緊張する．しかもその相手が，初対面であれば形式的な対応で終わることができ，またよく知っていればリラックスして対応することができるが，中途半端な知り合いの場合に緊張してしまうのである．相手の目を見ることができず，落ち着かず，せわしなく身体を揺すり，やがていたたまれなくなって早々と会見を打ち切ろうとする．または，対人恐怖が生じるであろうと思うと，あらかじめ会うのを避けようとする．

本症は思春期・青年期の自意識が強まったときに生じやすいので，それを過ぎれば回復することが多いが，時に中年期に至ることもある．

[原因]　さまざまなことがいわれるが，日本人特有の精神障害の1つといってよい．日本人は，対人関係のもち方に甘えが強いので，自分が相手に甘えられるかどうかが不確かな状況のときに緊張して，対人恐怖になることが多い．また，男性の場合は権力欲が強いが，どちらに権力があるのかという内面での葛藤が生じたとき，対人恐怖になることもある．

[治療]　甘えの問題の整理，権力欲の整理，そして人と比較することのいきすぎを是正する必要がある．「人がどう自分をみようとマイペースで生きる」ことを徹底すべきである．それを日々心の中に留めおくことで，対人恐怖は自然に是正していくと考えられる．

筆者は，ロールプレイといって，いろいろな人と接してもらい，そのなかで「あなたはちょっとジェスチャーが少ないな」，「あなたの話題の出し方ではすぐ途切れちゃうよね．もっとおもしろい話題はないのかな」，あるいは「ちょっと表情が硬いかな．多少笑ってごらんなさいよ」と側にいて指導しながら対人関係を学ばせている．だいたい

の人は多かれ少なかれ対人恐怖的であるので共感してくれ，「自分1人ではないんだ」という気持ちになることが多い．

また，「対人恐怖がありながらも，自分なりの仕事をすればいいではないか．当面は仕事に夢中になること，今はそれがとても重要でしょう．対人関係がうまくなっても仕事ができなければあなたは鐵になってしまう．それでは無意味ではないですか．当面あなたは仕事に夢中になってください．それでいいです．対人関係は下手でもいいのです」と指導し，本人に「仕事ができればいいのだ」と目標を1つに絞らせる．そのうちに，仕事が十分にできるようになれば心に余裕ができ，かえって人との接触が楽になることが多い．

さらに，薬物療法としてフルメジンなど軽い抗不安薬の使用も有効である．

[家族の注意] 本人に治すよう圧力をかけることは危険である．むしろ悪化させることが多い．

症例 5

28歳の男性が10年来の対人恐怖に悩み病院を転々としたのち，筆者のところに来た．確かに身体全体も表情も硬く，これでは人は寄りつきにくいと思われた．彼は入院したもののベッドで寝ているばかりで，人と接触しようとしない．

そこで私はロールプレイをさせた．彼に同じ病棟の同じ年代の人との会話の練習をさせた．リラックスのしかたを教えつつ，大きな声で話すこと，ジェスチャーも交えることなどを練習し，一応1対1は大丈夫になってきた．だが，それでもなかなか人の中には入れなかった．しかし，1人の友人を見つけたことで急速に明るくなり，人の中にも入れるようになり，冗談も言えるようになった．今や会社員として堂々と働いている．

5. 単一恐怖

単一恐怖（simple phobia）または特定の恐怖症（specific phobia）という．

[診断基準]
A. 特定の対象または状況に対して恐怖を感じる．その恐怖の状態は過剰で，また不合理なものである．
B. 恐怖刺激にぶつかるとほとんどの場合ただち不安反応がおこり，その際パニック発作が生じることがある．
C. 患者はこの恐怖が通常よりも過剰であること，また不合理であることを認識している．
D. その恐怖状況が回避されていれば当然恐怖はないが，回避されなければ強い不安ないし苦痛を伴うことになる．
E. この恐怖を避けることによって，通常の日常活動が大いに障害を受けたり，また，その不安に直面することにより顕著な適応低下がおこる．
F. 18歳未満の場合には持続期間は少なくとも6か月である．
G. 特定の対象または状況に感する不安，パニック発作，または恐怖症性の回避は，以下のような他の精神疾患ではうまく説明されない．たとえば，強迫性障害，外傷後ストレス障害，分離不安障害，社会恐怖，広場恐怖を伴うパニック障害，またはパニック障害の既往歴のない広場恐怖など．

[原因] 原因がはっきりしているものと，はっきりしないものとがある．前者は小さいときに階段から落ちたから「階段が怖い」となる．あるいは小さいときに高い木から落ちたことがあるならば，高所恐怖の説明が簡単につく．しかし，閉所恐怖は容易に説明できない．また女性にはクモ恐怖，ヘビ恐怖が多いが，遺伝的なものなのか模倣学習から生じるのか，まだ十分に納得できる見解は提示されていない．

症例 6

48歳の男性．会議をしようとしても，会議室のドアが閉められると心臓がドキッとして恐怖感を感じる．そこで彼はトイレに行くふりをして，そっとドアを開けて席に着くという．これでは不便なので治してほしいということであった．

これは，理屈で説明するよりもやはり慣れである．部屋のドアを閉めても不安を感じないようにリラクゼーション

を学び，抗不安薬を使い，ドアを閉めても危険はないのだということを身体が覚えることが重要である．

要はいつも「自分はこれを治すのだ」という勇気が必要である．予後は本人の努力次第であるが，症状はやがて消えていくものである．

6. 強迫性障害

強迫性障害（obsessive-compulsive disorder）は，繰り返し同じことを考えたり行動したりするため，患者が多大な苦痛を感じる障害である．不安障害のなかでは一番治療が困難で，10 年，20 年かかる人もいる．しかし近年，薬物療法や暴露療法という行動療法により，治療効果は画期的に上がってきた．生涯有病率は 2～3％ とされているが，筆者の研究では約 1％ とみられる．男女差はなく，発症の平均年齢は 20 歳である．

[症状] 強迫行動と強迫観念は時に混在しており，明確に強迫行動タイプ，あるいは強迫観念タイプと分けられないことも多い．

強迫観念で最も多い症状は，汚れることへの恐怖である．そのほか，病的なほどの疑い，体へのとらわれ，対称であることの要求，攻撃的な観念，性的な観念などがほとんどである．

強迫行動とは，何度も確認すること，洗うこと，数を数えること，何度も聞いてしまうこと，あるいは告白してしまうこと，対称性や正確さにとらわれて行動してしまうこと，なんらかの物を貯めてしまうことなどである．

[診断基準]
A. 強迫観念か強迫行動のどちらかがあること．
　強迫観念とは，
　①反復的持続的な思考，衝動またはイメージで，侵入的で不適切なものとして体験される．それはまた不安と不快を生み出すことがある．
　②その思考，衝動またはイメージは，単に現実生活の問題での過剰な心配というレベルではない．
　③患者はその思考，衝動またはイメージを無視したり抑制したり，または，なんらかの思考あるいは行為によって中和しようと試みる．
　④患者はその思考，衝動またはイメージが自分自身の心の産物であると確認している．
　①と②によって提示される強迫行動とは，
　● 反復的行動（例：手を洗うこと，順番に並べること，点検すること），または心の中の行為（例：祈ること，数を数えること，声を出さずに言葉を繰り返すこと）であり，患者は強迫観念に反応して，または厳密に適応せずにはいられない自分自身の規則に従って，それを行うよう駆り立てられていると感じている．
　● その行動や心の中の声は苦痛を予防したり緩和したり，また何か恐ろしい出来事や状況を避けることを目的としている．この行動や心の中の行為は，それによって中和したり予防したりしようとしたものとは現実的関連をもっていないし，また明らかに過剰である．
B. この障害の経過のある時点で，患者はその強迫観念・強迫行為が過剰である，または不合理であると認識したことがある．
C. 強迫観念・強迫行動は強い苦痛を生じ，患者の正常な毎日の生活習慣，職業機能，または日常の社会的活動，他者との人間関係を顕著に障害する．
D. 他の精神障害がある場合，強迫観念・強迫行動の内容はそれにのみ限定されてはいない．
E. 強迫性障害は物質乱用や依存の影響でおこるものではない．

[原因] 原因物質として，脳内ホルモンのセロトニンが一番有力視されている．それは SSRI というセロトニンを増やす薬物が有効なこととも一致する．ただ，そのメカニズムはまだ十分にわかっていない．

PET で調べると，前頭葉や尾状核に過剰な活動

がみられるとされる．特に尾状核における過剰な活動が指摘されている．強迫障害が改善されるとともに，その活動が正常に戻るという研究も発表されている．

本症は遺伝性がかなりあるので，初診では十分に家族歴を聞くべきである．

[治療]　薬物療法で有効率の一番高いのはSSRIであるが，ハロペリドールの効果も捨てがたい．クラミプラミンは日本人にはそれほど有効ではない．

精神療法としては，行動療法が一番効果的だとされている．接触におびえているものに少しずつ接触できるようにトレーニングすること，手洗いではその時間を少しでも短くすることといった順序を設けて，少しずつ強迫行動を少なくしていく行動療法がきわめて有効である．また，思考停止法や脱感作療法も使われる．

分析的な治療，たとえば洞察を目指す力動精神療法や精神分析は，現在はその効果が疑問視されている．しかし時には，力動精神療法的に分析することで治るケースも報告されている．

支持療法は，顕著ではないにしても明らかに有効である．その他，家族療法もしばしば利用され，集団療法も時に有効である．筆者は，患者どうしが議論して，自分だけがこの病気にかかったのではないという安心感をもつとともに，互いに助け合う気持ちが重要であると思っている．

強迫性障害はその治療が困難で，また時間が長くかかるために結婚できなかったり，職業につけなかったりすることが多い．しかし，治る可能性が高いことを伝えることで，彼らが家に閉じこもることなく，できるだけ早く治療を受けることが重要である．

症例 7

17歳の男子学生が，「いろんなものに手を触れることができない」と外来にやって来た．話を聞くと，「きっかけはない．ただ思い当たるとすれば，中学生のときにアダルトビデオを見た．そのときは不潔と感じなかったのだが，その後そのビデオに触ったときからいろんなものを汚いと感じるようになった」と説明していた．

その後はすべてのものに触ろうとせず，母親に「あれを持ってこい」，「これを持ってこい」，「食事をつくれ」，「風呂で体を洗え」，というようになった．結局，最初のアダルトビデオ問題はきっかけにすぎなかったと思えた．やがて「受験勉強ができない」，「教科書に触れない」とイライラが高じ，家庭内暴力にも発展した．そこで彼は1人でアパート暮らしをすることになった．

これは強迫性障害の人によく試みる方法である．1人で暮らせばいやが応でもいろいろなものに触らなければいけないので，次第に触ることに慣れてくるからである．

彼は大変な苦労をしながらも，少しずついろいろなものに触ることができるようになっていった．と同時に，SSRIにハロペリドールを少量加えると割によく効き，行動半径が広がり，予備校に行けるようになった．しかも電車の手すりや予備校の部屋の取っ手に触ることも少しずつできるようになった．こうして半年ほどで彼は大半を克服し，今は大学生となっている．

症例 8

32歳のOLの女性は，「いろんなものに触るのが汚い．特に便器が汚い」とトイレを使用できなくなり，結局，職場を去るしかなかった．そして筆者の外来にやって来た．

彼女は1度結婚しており，夫と別れてからさまざまな不安が生じ，ある意味ではその不安が強迫性障害を生み出したように思われる．特に血が怖くて「エイズになるのではないか」という恐怖があるため，エイズに関する強迫観念もあったと思われる．エイズ関係，つまり血に似たものを見たり，誰かが唾を吐くところを見たり，トイレで赤いものを見るとパニック発作に至った．そこで行動療法として，病院で実際に血の入った試験管に触ってもらうことによって，少しずつ慣れることができるようになった．

ところが転移感情がおこり，治療者に「抱いてほしい」と求めるようになった．しかし，それも克服し，やがて男性を見つけ結婚した．と同時に，強迫性障害はほとんど治っていた．

7．外傷後ストレス障害（PTSD）

外傷後ストレス障害（posttraumatic stress disorder; PTSD）はDSM-IVで初めて取り入れられた診断概念である．ベトナム戦争に参戦したアメリカ兵たちに，外傷後さまざまな精神障害がみら

れたことがきっかけとなった.

[症状] PTSDは不安障害に属しており，極度に差し迫ったストレスがあり，その記憶がたびたび蘇り，情緒的な麻痺が生じ，極端な覚醒状態が維持されるというのが基本概念である.

ただし，不安障害に属することにすべての人が必ずしも賛成しているわけではない．確かに不安が顕著な症状ではあるが，うつ病や解離性障害も重要な症状である．筆者は阪神大震災で神戸に派遣されたが，そこでの電話相談でも「外に出ると，自分の名前や家，すべてを忘れてしまい，交番に行くしかなくなってしまう」というものがあった．これは感覚の麻痺，つまり解離性障害のなかの解離性健忘がおこっているのである．

その特徴は，すでに述べたように外傷後に生じる精神的な麻痺，外傷体験を繰り返し体験する，自律神経系の興奮が高まるというものである．外傷体験は何度も再現され，白昼夢となったり，夜驚症という形をとる．また精神的・情緒的な麻痺とは，外界に対して無反応になったり，他人から遠い所に離れているかのような感覚をもち，日常の活動に興味を失い，親しみを感じることなく，優しさ，性的な興味が表現できなくなることである．集中力が欠け，自律神経系の極度の興奮では，多動，焦燥感が強く，ちょっとしたことに過度な驚きを示したり，集中力が低下したり，睡眠障害がみられる．

わが国では，アメリカのようにベトナム戦争のような極端な戦争体験はないが，阪神大震災などの自然災害や交通事故，女性ではレイプなどが主となる．生涯有病率は，アメリカで9.2％という数字が示されている．女性が11.3％，男性が6％と，女性のほうに多くみられる．

また，PTSDと同時に示される精神症状は，強迫性障害，広場恐怖，パニック障害，うつ病が主たるものである．時にはアルコール依存などもある．PTSDになりやすい前駆状態として，幼児期になんらかの苦痛体験を経た人が多いといわれている．幼児期の家庭環境が悪かったり，家族内で強い不安をもっている人，特に母親の不安が強いとなりやすいといわれている.

[診断基準]
A．次の2つの経験をしている．
　①自分か他人がもう少しで死ぬか，重傷を負うような体験をした．
　②その体験をしたときに強い恐怖や無力感，戦慄を覚えた．
B．その出来事を次の1つ以上の形で再度体験し続けている．
　①苦しいから思い出したくないのだが，どうしてもイメージしたり考えたり，思い出させるような物事に目がいってしまう．
　②その出来事の夢を繰り返しみる．
　③その出来事が再びおこっているかのように感じたり，行動したりすることがある．またはそのような感覚，錯覚，幻覚がある．
　④その出来事を思い出させるようなことがあると，強い苦痛を感じる．
　⑤その出来事を思い出させるようなことがあると，生理学的な反応がおこる．たとえば動悸が速まる，ひどく汗をかく．
C．以下のうち3つ以上が当てはまる．
　①トラウマに関係する考え，感情，会話を避ける．
　②トラウマを思い出させるような活動，場所，人物を避ける．
　③トラウマの重要な側面を思い出せない．たとえば交通事故やレイプにあった場所や時間の記憶が，すっぽり抜け落ちている．
　④仕事やサークル活動，新聞を読むなど，日常の活動に対して関心が薄くなり，参加しなくなる．
　⑤自分が独りぼっちで，孤立しているように感じる．
　⑥何事にも関心がもてず，人から話を聞いても，驚いたり感動することがなくなる．
　⑦将来に希望がもてない．たとえば，仕事や結婚に希望がもてなかったり，自分がごく

普通の一生を送れると考えられない．
D. 適度に興奮した状態が続いており，以下のうち2つ以上が当てはまる．
　①なかなか眠れない，眠っても何度も目が覚めるなど，睡眠障害がある．
　②興奮しやすく，突然怒りを爆発させたりする．
　③集中力が低下する．たとえばテレビをつけてもただ眺めるだけ，新聞を開いても見出しを眺めるだけで中身が頭に入らない．
　④過剰な警戒心がある．たとえば大震災を経験したあとに，住んでいるマンションの上階からちょっと大きな音が聞こえただけで，すぐ屋外に出てしまう．
　⑤ちょっとしたことにひどく驚く．
E. 上記のB～Dが1か月以上続いている．
F. 上記のA～Eのために，実際に苦痛を感じていたり，社会的，職業的，その他重要な場面で支障がある．

[原因]　PTSDの生物学的原因として最も有力なのは，脳の中のノルアドレナリンシステムとされている．ノルアドレナリンは青斑核から分泌され，アラウザル（arousal；覚醒）水準を制御しているが，PTSDになるとその制御ができなくなるという．また，辺縁系の過敏性がトラウマを何度も体験させる原因だともいわれている．またエンドルフィンのような脳内モルヒネが関係しており，これが精神的な麻痺，無感動に導くと考えられている．その他，セロトニンシステムが関与している，視床下部，下垂体，副腎皮質といったシステムが関与しているとも考えられている．

[治療]　薬物療法では，自律神経系の交感神経を緩和するβブロッカーを使ったり，三環系の抗うつ薬，炭酸リチウム，抗てんかん薬であるカルバマゼピン，また，SSRIを使用する．

精神療法は，トラウマを経験したあとに，できるだけ早く行うべきである．まず，短期力動精神療法がよく使われる．集団療法や行動療法も昨今よく使われている．トラウマに少しずつ慣れていくように，系統的な脱感作療法が有効であることが示されている．また，各種のリラクゼーション法なども時に使われている．

[経過]　PTSDはすぐには現れず，トラウマとなる体験を経てから1か月以上経っておこることが多い．症状が3か月未満で消えるものを急性，それ以上続くものを慢性と判断する．アメリカのデータでは，1年以上続くケースもあるものの，約半分は3か月以内に回復し，慢性化しないといわれている．

症例9

23歳の女性が，パニック障害のような恐怖と自殺念慮（自殺したいという考え）をもってやって来た．聞くと，1か月前に母親が川に飛び込み水死したという．それを目撃したことから不眠に悩まされるようになり，母親の水死体が何度も夢に現れ，目覚めてもそのイメージが襲ってくるようになったという．以来，そのことを思い出すと外に出るのが怖くなったり，テレビで"死"，"自殺"などの言葉を耳にすると途端にパニック障害のような状態になってしまう．結婚しているが，家事も手につかずただボーッと1日を過ごすだけ，特に1人になると強い恐怖感が襲ってくる．「帰りが遅い」といって夫にあたり散らし，夫への暴力もみられた．過剰な警戒心も顕著に認められ，いつも「何かがおこるのではないか」とびくびくし，落ちついて本も読めない．こうしたことから，彼女はPTSDと診断された．

すぐ入院となったが，はじめは表情が乏しく発言も少なく，時には手が震えるなど，身体的な不安反応がみられた．抗不安薬だけでは不十分で，抗精神病薬であるクロルプロマジンを追加し，夜も睡眠薬に抗精神病薬を追加したほどであった．

2か月ほどで退院できたが，本格的にトラウマを乗り越え，次第にもとの明るい性格に戻るきっかけになったのは，退院から約1か月後，再入院したときのことであった．そのとき初めて，彼女は自分が体験した母親の自殺の話，水死体が上がった現場の話をすることができた．母親はうつ病で通院していたこと，それが家族の負担になっていたこと，水死体を見たショックなども，涙ながらに語った．こうしたカタルシスによって，彼女はどんどん回復し始めた．その後は外来に通院しているものの，ほとんど治癒に近い状態となっている．

8. 急性ストレス障害

DSM-IV では，不安障害としてさらに急性ストレス障害（acute stress disorder）を取り上げている．

原因や症状は PTSD とほぼ同じであるが，症状が 2 日～4 週間続くこと，外傷的な出来事から 4 週間以内に症状が出るという 2 点が異なる．

治療法は PTSD と同じである．

C. 理学・作業療法との関連事項

まず考えなければならないのは，強迫性障害であろう．強迫性障害は不安障害のなかで最も治りにくく根深いもので，統合失調症（精神分裂病）にも近いといわれていることからも，作業療法とのかかわりも深い．強迫性障害は，多くの時間，強迫観念や強迫行動にとらわれているので，作業療法に取り組むことによって，自分の注意や行動がそこからそれることに重要な意味がある．

■復習のポイント
1. パニック障害の特徴とその治療法を述べよ．
2. 強迫性障害の特徴とその治療法を述べよ．
3. PTSD の特徴とその治療法を述べよ．

第4章 身体表現性障害

■学習目標
- 転換性障害のメカニズムを知る．
- 心気症と心身症の違いを知る．
- 身体醜形恐怖と社会の文化やかかわりを知る．

A. 身体表現性障害とは

　身体表現性障害（somatoform disorder）とは，十分な医学的説明ができない身体症状をもち，しかも，その症状によって日常活動が大いに障害されるもので，当然，原因には心理的要因ないしストレスが大きくかかわっている．

　ここでは，以下の5つの代表的な身体表現性障害について解説する．
① 転換性障害
② 身体化障害
③ 疼痛性障害
④ 心気症
⑤ 身体醜形障害

　また，明らかに心理的要因やストレスが関与する身体疾患である"心身症"についても，心気症との比較のうえで必要と思われることを補足した．

B. 身体表現性障害各論

1. 転換性障害

　転換性障害（conversion disorder）は，フロイトが"転換性ヒステリー"と呼んでいたもので，ストレスが身体の症状として現れる，すなわち置き換えられるものである．感覚麻痺と，随意筋を中心とした運動麻痺が主体となる．

　生涯有病率は一般人口の1/3にみられるといわれているが，臨床の場では必ずしも多くはない．最も多いのは失声で，次いで手足の運動麻痺（失立）や感覚麻痺（知覚脱失），視力麻痺（視野狭窄）が主体となる．

　本症は運動感覚麻痺の1つに含めてもよいと思われるが，なかにはてんかん様の発作を示す人もいる．かつては"ヒステリー性失神発作"と呼ばれたが，時にはてんかんとの区別が難しいことがある．

[症状]　転換性障害には，第一次疾病利得と第二次疾病利得とがあるとされる．前者は，病気になることによって自分の内的な葛藤を意識の外におくことができるもの，後者は病気になることによって人の援助や愛情を受けることができるというもので，この疾病利得に固執すると，麻痺が本当の麻痺に至ることもある．

　たとえば，足に麻痺がみられたとする．ところがそのために足を使わないと，やがて筋肉の萎縮がおこり，本当に歩けない事態に至るというものである．それを回避するためにも，疾病利得を頭に入れながら治療しなければならない．

　また麻痺がおこっても，深刻味がないのが特徴

である．通常，脳血管障害で手足の麻痺がおこった場合，本人は大変な苦痛と嘆きを示すが，転換性障害の人たちには"よき無関心"〔Janet（ジャネー）による〕と呼ばれる状態が見受けられる．

[診断基準]
A. 神経疾患または他の一般身体疾患を示唆する随意運動機能，または感覚機能を損なう1つまたはそれ以上の症状または欠陥
B. 症状または欠陥の始まり，または悪化に先だって葛藤や他のストレス因子が存在しており，心理的要因が関連していると判断される．
C. その症状または欠陥は，意図的につくり出されたりねつ造されたものではない．
D. その症状または欠陥は適切な検索を行っても，一般身体疾患によっても，薬物による直接的な作用にしても，または文化的に容認される行動または体験としても十分に説明できない．
E. その症状または欠陥は著しい苦痛，または社会的，職業的または他の重要な領域の機能障害を引きおこしている．または医学的評価を受けるに値している．
F. 症状や欠陥は，痛みや性的機能の障害に限ってはいない．さらに，身体化障害を有しているときにおこるものでもない．そして，他の精神障害によって説明されることはない．

症例 1

42歳の女性が「声が出ない」とやって来た．当初「ストレスは特にない」と言っていたが，「声が出なくなった近辺に何かなかったですか」と執拗に聞くと，「そのころ，父親が脳出血で亡くなりました」と答えた．「そこで何か問題がおこりませんでしたか」と聞くと，「父親が倒れたとき，私はすぐに救急車を呼んで病院に運んだのですが，すぐに父親は亡くなってしまいました．私が父親の面倒をみていたのですが，兄と兄嫁に，私がちゃんと父親をみていなかったから病気の発見が遅れ，それで父親は死んだのだ，だから父親の死の原因はお前にあると，きつく言われたのです」と言う．彼女は，自分なりに一生懸命父親に尽くしていたのに，父親の面倒を何もみなかった兄夫婦は批判だけは厳しいと，怒りでしばらく眠れない日が続いたという．そうこうしているうちに声が出なくなったのである．

このように，この失声には十分説明できる根拠があった．そこで，彼女の自尊心を守る支持療法を続けたところ，彼女は徐々に回復し，声が出せるようになった．

2. 身体化障害

身体化障害（somatization disorder）は，多くの身体症状を訴えるが，それは内科的あるいは外科的に根拠のないものである．30歳以前から発症する．

[診断基準]
A. 4つの疼痛症状：少なくとも4つの異なった部位，または機能に関連した疼痛がみられること．たとえば，頭部，腹部，背部，関節，四肢，胸部といったところ
B. 2つの胃腸症状：疼痛以外に少なくとも2つの胃腸障害がみられること．たとえば，吐き気，腹満，下痢など
C. 1つの性的症状：疼痛以外に少なくとも1つの性的または生殖器症状がみられること．性的無関心，勃起不全，あるいは射精機能不全，月経不順，月経過多など
D. 1つの偽神経学的症状：いかにも神経学的な症状を呈するが，それは神経学に応じる症状ではなく，精神症状とみなされるものである．たとえば，協調運動，平衡運動の障害，麻痺，または部分的な脱力，嚥下困難，失声，尿閉，幻覚，または触覚や痛覚の消失，複視，視力喪失，聴覚喪失，痙攣，記憶喪失，解離症状，失神，失神以外の意識喪失など

このように身体の各部にわたる症状をもつとされるが，わが国ではこれらをすべて備えている患者はほとんどいないといってよい．特に，性的症状はみられないことが多い．日本のみならず，アメリカの精神科医たちも，この診断基準は厳しいと考えている人が多いので，身体化障害とはさまざまな身体部位に痛みや違和感，麻痺などが転々とあるものと考えるのが実際的である．

[治療] 身体化障害は，訴えはそんなにひどくないにしても長く続くことが多い．時には「こんなに治せないとはけしからん」と怒る患者もいる．したがって，症状から目をそらしてあげることも重要な治療法である．患者は概して病院を転々とし，そのたびにフラストレーションを生じるが，科学的に説明してくれる医者のもとで，ある程度腰を据えて治療する必要がある．

症例 2

38 歳の男性が内科から紹介されてきた．訴えは，舌の違和感と痛み，目の痛み，腰の痛み，そして腹部膨満感であったが，内科的にはそれに対応する障害がなんら見当たらないので，心因性のものと考えられて紹介された．

彼はこの不況のなか，こつこつと働き，リストラにも遭わず，その真面目さと仕事への能力で課長という役職をようやく手に入れることができた．しかし，課長になって 1 か月も経たないうちに，このような症状が出てきたのである．彼自身は「課長になってとても嬉しい」と言うが，妻は「夫は家に帰ってきても何かボーッとしている感じで，テレビを見ていても見ているような顔をしていない．前と違うなという気がします．いろんな身体の異常を訴えるのですが，私もこれはどうも心が関係しているんじゃないかと思っているんです」と言う．

そこで，筆者は，思い切って彼に「あなたは課長になったことが負担になっているのではありませんか．自分の能力に余ると思っているのではないですか．きっとあなたは几帳面で，完全癖があり，自分の仕事をやりこなすのは得意だけど，人がやっている仕事を見ていられないのではないですか」と言うと，彼はとまどいながらもうなずいたものであった．「私は 1 人でこつこつやるのが得意で，人の面倒をみるのは苦手なのです．そして人の仕事がどこかうまくいっていないような気がして不安になるのです．自分に任せてくれればいいのだがと，課長になってもそんなことを考えてしまうのです」と本音を吐いた．

課長としての責任が重く，しかもそれは彼の性格に合わないことが負担となって，身体症状がさまざまに生じたのである．特に舌の違和感は，彼も必死に「治してほしい」と頼んだが，これは耳鼻咽喉科では説明できないといわれている．結局，彼の会社での違和感が舌の違和感となった，つまり置き換えられた症状と解釈される．

このような症状がありながらも，私は彼に会社で休まず働くことをすすめた．「症状があるにもかかわらず，仕事がある程度できるという自信をもつことです．部下の上に立つという意識よりも，ひとまず従来どおり自分の仕事をこなしなさい．部下は部下でやるでしょう」と課長以前の姿にいったん戻して，気持ちを楽にさせてあげることにした．彼はそれに従い，自分なりにこつこつやるという働き方に戻り，少しずつ身体的な訴えは少なくなり，多少舌の違和感は訴えるものの「まあ，がまんできるくらいですね」というところで落ち着いた．そうなるまでにおよそ半年以上はかかったが，現在では少しずつ部下の面倒をみる余裕も出てきた．

3．疼痛性障害

疼痛性障害（pain disorder）は，その名のとおり痛みが主たる症状であるが，その原因は内科的あるいは外科的には説明できず，主に心理学的な要因による．本症は一般内科にきわめて多く，しかも治りにくい．また，患者は内科から心療内科ないし精神科に移ったときに，「自分は内科の病気なのに，なぜ精神科に回されたのだ」と問題にするため，その対応がきわめて難しい疾患でもある．女性は男性の約 2 倍で，40 代，50 代がピークである．

[診断基準]
A．疼痛は 1 つないしそれ以上の身体部位で顕著な症状がみられ，しかも無視できない深刻さをもっている．
B．痛みは本人に多大な苦痛と社会的および作業上の問題などを引きおこす．
C．心理学的要因が発症に大きな意味をもち，またその深刻さにも再発にも，そして持続にも大きな意味をもっている．
D．症状を出したり消したりすることは意図的にはできない．
E．疼痛は気分や不安，あるいは精神病的症状によってうまく説明できない．

[原因] 心理学的な原因は人さまざまである．会社でのストレス，主婦であれば子どもの進学や養育上のストレス，あるいは子どもが大きくなり取

り残されたことによるストレスなどのほか、時には原因不明のこともある.

[治療]　カウンセリングで改善することもあるし、安定薬や抗うつ薬の投与で改善することもある.

症例3

42歳の女性が、性器の周辺が痛いとやって来た。10年前に卵巣嚢腫の手術をし、その後遺症で痛みがあると彼女は主張するが、婦人科医は「それはありえない」という。そのため、婦人科医と喧嘩して筆者のところへやってきたのである。「これは精神的なことが原因だというので、じゃあ精神科へ行ってみましょうと、ここに来たのです」ときわめて攻撃性が強い.

確かに手術後、長期的に痛むはずはないと全否定することは難しい。彼女をみる限り、痛みがあるときの表情はとても演技とは思えない。他方、夫との不仲や子供の自立を背景とした寂しさが感じられた。結局、夫との不仲や娘の自立による孤独によってうつ病的となり、疼痛は軽いのにそれを強く感じているのであろうと、筆者は考えた.

そこで抗うつ薬と抗不安薬を投与しつつ、痛みにはふれず、いわば痛みから目をそらす形の日常会話をして、彼女の健康な側面をより成長させるよう心がけた。筆者とのラポール、つまり信頼感がつくにつれ、痛みの訴えは少なくなった。聞けば「痛みはまだありますよ」というものの、生活が障害されるレベルではなくなったのである。その後、彼女は水泳、テニスといったスポーツをしたり、仲間と旅行するなど、自分自身の楽しみを見つけた.

それと同時に夫にきてもらい、関心をもう一度妻のほうへ向け、妻の孤独をわかってあげるよう説得した。夫は「私が無関心だからといって、妻にそんな痛みが出るのですか」と不思議そうな顔をしていたが、ともあれ「この年齢の女性はとても寂しいものなのです。ひりひりするほどの孤独感を味わうものなのです。したがって、ご主人の協力がないとなかなか精神的に立ち直れないし、痛みも軽くならないかもしれません」と説明すると、夫は素直に応じ、その後、妻と行動をともにすることが多くなった。それに伴い、彼女の症状も軽減していったのである.

4. 心気症

心気症（hypochondriasis）とは、ある特定の病気にかかっていると信じているものの、完全に信じているわけではなく、疑問をもちつつも信じて悩む病気である。昨今では、「慢性疲労症候群ではないか」または「エイズではないか」、「癌ではないか」と心配して、医師がいくらそうではないと否定しても、それにとらわれており、その意味では強迫性障害の強迫観念タイプときわめて類似している。治療もそれに類した方法が必要であるが、時にパニック障害が含まれていることもある.

若い人にもあるが、やはり老人に多い。実際にかかえているさまざまな病気をふまえつつ、「癌ではないのか」とか、「うつ病、肝硬変、糖尿病、さらには心臓疾患ではないか」と悩んで訴えてくる。高齢になればなるほど説得は難しく、その根源には孤独や寂しさが見え隠れしていることが多い.

[診断基準]

A. 身体症状に対するその人の誤った解釈に基づき、自分が重篤な病気にかかる恐怖またはかかっているという観念へのとらわれ。そのとらわれは適切な医学的評価または保証にもかかわらず持続する.

B. 基準Aの確信は妄想的強固さはないものの、外見についての限られた心配に限定されていない.

C. そのとらわれは臨床的に著しい苦痛または社会的、職業的または他の重要な領域の機能における障害を引きおこしている.

D. 障害の持続期間が少なくとも6か月である.

[治療]　症状は、その患者をとりまく環境によって引きおこされることが多いので、その情報が治療に欠かせない。孤独、挫折、失恋といったストレスをまず頭に浮かべつつ患者を診るべきである.

心気症患者に「それは医学的な病気ではない」と最初から主張し、納得させることはきわめて難しい。内科的な病気の可能性もあるという患者の心配を受け入れないと治療が継続しないが、内科の病気であるとはっきり断定しては、これまた治療にならない。患者はしつこく内科的検査を要求するので、ある程度それを受け入れつつ、異常なしという検査結果を再三示し、それとともに、とり

まく環境を調整していく.
[家族の注意] 家族にとってもこのような訴えは辛いであろうが,本人のほうがもっと辛いので,話を聞いてやり,「しかし医者は大丈夫というんだから」と慰めるのが有効である.本症は慢性的な病気であるが,数年単位でみるならば,半数以上は治っている.

症例4

42歳の女性教師.いつも「心臓が悪い」と病院に来て,そのたびに心電図をとるが異常はない.医者がいかに説得しても「心臓がおかしいという気がする.だからどうしても心電図をとらないと納得できない」と,最低でも週1回はとっていた.

この症例の場合,心臓がどきどきしたり,不整脈が時々おこっても,それは通常問題にならないレベルであることを何度も説明するとともに,リラクゼーションを学ばせた.そして抗不安薬,βブロッカーなどを使うことによって回復していった.今では薬も飲まず,仕事もできるようになっている.

5. 身体醜形障害

身体醜形障害(body dysmorphic disorder)は,自分の醜さをオーバーに想像し,それにとりつかれる状態,すなわち,自分の小さな肉体的欠陥を過度に気にすることである.身体醜形恐怖ともいう.
[症状] この障害は,他人が「そんな醜さはないよ」とどんなに言っても受けつけないほどの強さをもつ.だいたいは人には言わず,時には家族にも言わずに,学校にも会社にも行けないまま,家に閉じ込もっていることすらある.会社に行ったとしてもいつもそのことが気になり,不安気分に襲われていることが多い.

顔の形や特徴,ちぢれ毛,皮膚の色のほか,ペニスの大きさ,肩幅の広さ,足の太さ,お尻の大きさ,乳房の大きさにまで及ぶ.この人たちは美容整形手術を受けていることが多く,それも1度ならず2度,3度と,秘かに行っていることが多い.

本症は思春期,青年期にその発症のピークがある.そして症状も強くなったり弱くなったりしながら長い経過をとる.稀には完全寛解を得ることがあるが,多くは自分の気にする傾向は残ることとなる.それでも昔のように一生続くことはないといってよい.かつては女性のほうが圧倒的に多かったが,近年は男性がきわめて多くなり,ほぼ女性に匹敵している.
[診断基準]
A. 外見について「自分は醜い」と思い込む.身体的に小さな異常がある場合,過剰に心配する.
B. その思い込みのために,実際に強い苦痛を感じていたり,社会的な面や仕事の面などで支障がある.
C. そう思い込むのは,何かほかに精神障害をわずらっているからではない.

[原因] 本症には現代文化がかなり影響している.つまり,現代人はスマートであることなど,いかに見かけにとらわれているかをよく示している.テレビや雑誌にみられる「より美しく見せよう」という誘惑は,患者を数多く生み出している.

ただし,醜形は事実ではなく,患者本人の歪んだ観念であり,その意味では強迫性障害の一種とも考えられる.現に治療には,セロトニンを増加させるSSRIがきわめて有効である.次いで,ハロペリドール,アナフラニールも有効である.

本来はヨーロッパや日本に多くみられたのだが,昨今はアメリカにきわめて多くなり,それがまた日本,ヨーロッパに影響を及ぼしているといってもよいだろう.
[治療] 認知行動療法が有効である.患者に「これは一種の病気である」という意識をもたせ,1つの強迫観念なので,この観念が浮かんだらできるだけ排除するよう説明する.つまり病気というラベルを貼り,そのラベルを取り除くよう精神的なトレーニングをさせるのである.また,あえて人前に出ていく暴露療法やロールプレイなどで,自分の歪んだ観念を克服させる.

症例 5

「鼻の下にクマがある」と言って訴えてきた 25 歳の女性がいた．いくら黒くないと言っても，まったく受けつけない．しかしロールプレイで，相手に「私のどこかに変なところがありますか」と聞くようすすめ，相手の「特に気がつかないですけど」という返事を何度か体験するうちに，次第に自分の過度な関心で身体醜形恐怖に陥っていたことに気づくようになった．薬は軽い抗不安薬だけであったが，順調に治っていった．

C. 心身症──身体表現性障害の対比として

　心身症とは，明らかにストレスあるいは心理的要因が大きく関与しているとみなされる身体疾患のことをいう．ストレスに特異性があるかどうかは，まだ十分に確かめられてはいない．

[症状]　代表的な心身症として，十二指腸潰瘍，偏頭痛，甲状腺機能亢進症，過敏性大腸炎，気管支喘息，糖尿病，高血圧，肥満，リウマチ性関節炎，潰瘍性大腸炎，蕁麻疹，さらに狭心症などがあげられている．癌ですらストレスの影響を受けることが証明されているし，交通事故もなんらかのストレスによっておこりやすくなる．さまざまな身体疾患は，多かれ少なかれストレスの影響を受けて生じたり促進されたりする．つまり心身症的である．

[原因]　T.H. Holmes（ホームズ）と R.H. Rahe（ラーエ）がつくった，生活上の混乱やストレスを得点化したスケールがあるが，それによると生活の変化，つまりストレスが多ければ多いほど心身症の発生は増加すると示されている．

　また性格上の分類として，M. Friedman（フリードマン）は，タイプ A の人格，つまり非常に出世欲が強く攻撃的で，遊びやレジャーをあまり重視せず，仕事のみに自分の誇りを注ぐというタイプの人は心臓疾患になりやすいとした．タイプ B はタイプ A と反対の行動を示し，リラックスしている人格である．タイプ B よりもタイプ A のほうが成功するように思えるが，Friedman によれば実際にはそうではない．タイプ A は，いわば車のアクセルを踏みすぎたために空吹かしが多い状態と同じで，ストレスが高いだけに身体疾患が多くなったり，その他さまざまなストレスが仕事の妨害となるとしている．

　自己主張ができないタイプ C には，肺癌の発生が多い．

[治療]　はっきりした内科疾患があり，治療のプロセスでそれにストレスが大きく関与していることが想定できる場合，心身症と診断できる．治療は内科的な治療に加え，心理療法や抗不安薬などの精神科の薬を使うことになる．したがって患者にはストレスがきわめて大きくかかわっていることを理解してもらう必要がある．

症例 6

　43 歳の課長になったばかりのサラリーマンが精神科にやって来た．うつ病とのことだが，糖尿病も見つかった．この場合の糖尿病はうつ病も併発していることから，ストレス性が強いと考えられ，心身症と診断された．

　まずストレスからアルコールを多飲し，それが続くうちに糖尿病とうつ病が同時に発症したものである．したがって，いかにしてストレスをアルコールのみで発散させるのをやめさせるかが問題であった．

　それには妻の対応のしかたが重要な鍵となる．それには本人を蔑むのではなく，支持療法的，つまり相手の自尊心を守りつつ，ちょっとした助言をすることが効果的である．酒飲みの家庭は過干渉，批判的，過保護になりやすいが，これらは逆効果であることを知っておく必要がある．

D. 理学・作業療法との関連事項

　身体表現性障害のなかで，疼痛性障害を例にとってみよう．疼痛を引きおこす内科的・外科的根拠がないにもかかわらず，精神的なストレスによって疼痛が生じるのであるが，患者はそれらをあくまでも身体症状として訴えてくる．これを最初から，心から来るものであることを指摘すると，か

えって治療がうまくいかない．そのようなときには，マッサージや牽引などの理学療法をまず行うことが多いが，これはある程度，患者との関係を築くために初期に行うもので，ずっと続けるものではない．

一番重要なのは転換性障害である．手足，特に筋肉の麻痺の場合，いかにその理由がわかったからといって，急にその麻痺が治るものではなく，すでに筋肉の萎縮がみられていることが多い．そうなると理学療法によって，筋肉の増強や神経の刺激に基づく感覚の回復をはかることが重要である．

作業療法もまた同様である．身体表現性障害に限らず，身体症状を訴える心の疾患一般にいえることであるが，本当の身体疾患ではないものの，はじめは身体の疾患として受け入れ，作業療法を導入することが，彼らの心のリラクゼーションになり，次第に精神療法が中心となっていくというプロセスをとるのが妥当である．

■復習のポイント
1. 転換性障害と身体化障害の違いを述べよ．
2. Freud は転換性障害（転換性ヒステリー）をどのように説明したか．Freud の言う，2 つの疾病利得を述べよ．
3. 身体醜形恐怖の治療法を述べよ．

第5章 解離性障害

■学習目標
- 解離性障害の防衛メカニズムを知る．
- 解離性同一性障害と小児虐待の関係を知る．
- 離人症性障害の症状を知る．

A. 解離性障害とは

解離性障害（dissociative disorder）は，通常はよく統合されている意識，記憶，同一性，または環境の知覚の機能の破綻を示す症状が主な病像である．解離性障害には大きく，解離性健忘，解離性とん走，離人症性障害，解離性同一性障害の4つの障害がある．以下，それぞれについて述べる．

B. 解離性障害各論

1. 解離性健忘

きわめて強いストレスないしトラウマにぶつかったときに記憶を失うことが多いが，この記憶喪失は通常の物忘れといったレベルのものではなく，また脳の障害によっておこるものでもない．

解離性健忘（dissociative amnesia）は解離性障害のなかで一番多く，自分にとって不都合なこと，嫌なことを忘れてしまう，いわば解離性ヒステリーと解釈されるものである．時には全生活史健忘となり，自分の名前や生まれ，親など，すべてを忘れてしまうこともある．

[診断基準]
A. 主に個人の重要な情報が障害され，通常は外傷的なあるいはストレス性の強い物事の想起が不可能になる．その範囲があまりにも広いため，通常の物忘れでは説明できないようなエピソードを1つまたはそれ以上もつ．
B. この障害は解離性同一性障害，解離性とん走，外傷後ストレス障害，急性ストレス障害，または身体化障害の経過中にのみおこるものではなく，乱用や投薬などの薬物または神経疾患，または頭部外傷による健忘障害など，その他の一般身体疾患からくる直接的な生理学的作用によるものでもない．
C. その障害は臨床的に著しい苦痛，あるいは社会的・職業的またはその他の重要な領域の機能における障害を引きおこしている．

[治療] 解離性健忘は，多くは自然に記憶が回復するので，無理をしないでゆっくり精神療法を進めるほうがよいであろう．しかし，あまりにも長い間記憶が回復しない場合には，催眠をかけるなどして記憶を取り戻すことも必要である．あるいはイソミタールインタビュー，またはアミタールインタビューを行うことも，記憶を回復させる比較的無難な方法だと考えられる．

記憶を失うということにはそれなりの理由がある．「記憶を取り戻したくない」という事実を，治療上は用心深く見守らなければならない．

症例 1

警察官が若い男性を筆者の病院に連れて来た．「自分の名前も家族も，何もかもまったく知らないといっている変な奴です．どうかしばらく入院させて，検査してください」ということであった．筋肉質のがっちりした青年で，怒ったり，不安がる様子もなく，うつのような表情も見せていなかった．ある意味ではそれが問題であるともいえる．つまり解離性ヒステリーの"よき無関心"，すなわち自分の名前も家族もまったく知らないでいられること自体，異常である．

病院での生活が始まると，みんなと仲よくつき合い，明るく，スポーツもでき，楽しんでいる．筆者が「自分の名前を思い出さなくても不安はないのかね」と聞くと「そりゃ先生，不安ですよ」とは言うものの，毎日の生活はきわめて健康的で楽しそうであった．

そこで，催眠をかけることにした．催眠をかけて4回目，彼は北海道の出身で，石狩川の土手で中年男性に同性愛を要求され，その後記憶を失ったことがわかった．その後も何回か催眠をかけたところ，会社の名前，そして自分が次男であること，住んでいるところは青森であることなどが次々とわかり，最終的には家族と対面することができた．家族は「やっと見つかった」と大変な喜びようであったが，その時点では彼はまだ緊張して驚くばかりだった．しかし退院後，彼は私に電話をかけてきて，「だんだん思い出してきました．家もわかりました．そして母もわかりました．私は今，警備会社に仕事を見つけ，安心しました」という連絡であった．

このような全健忘は，精神科医ならば一生のうち2～3例は診ると考えられる．

2．解離性とん走

全健忘，あるいは解離性健忘患者は，職場や自宅から逃げ出すことがよくある．これを解離性とん走（dissociative fugue）と呼ぶ．前の症例でも解離性とん走がみられたことはいうまでもない．また時には"飛ぶ"という形で家から，それも夜中に飛び出すことがよくある．

[診断基準]
A．優勢な障害では，予期していないときに突然家庭または職場から離れて放浪し，過去を想起することができなくなる．
B．個人の同一性について混乱している．つまり，自分というものが誰であるかがわからない状態になっている．または別な人格になっていることもある．

すなわち，解離性健忘に比べ，無意識ながらまとまった1つの行動を示す．

[原因]　なんらかの強いストレス，たとえば借金やレイプ，あるいは友だちからのあまりに強い非難によるショックなどを原因とすることが多い．

[治療]　催眠療法や薬物療法によって自由に話せる状況をつくり，抑圧された記憶を回復させる．家族にとってはきわめて理解しがたいものだけに，医師の指示に従って行動すべきである．

本症にも第一次疾病利得の，病気になることによってそのストレスを忘れることができる，第二次疾病利得の，人の支持や共感を得ることができるというプラス面があるため，放っておくと症状をもち続けることになる．したがって，できるだけ早い段階での治療が望まれる．その治療開始の時期いかんによって予後が決まってくるといえる．

症例 2

21歳の女性，真夜中に家を飛び出しコンビニの前で倒れているところで見つかったが，そのときはすでに名前を忘れていた．しかし手帳から住所がわかり，家に引き戻された．彼女の場合はすぐに記憶が戻った．

3．離人症性障害

離人症性障害（depersonalization disorder）とは，自分という感覚が現実感を失い，自分自身を機械のように感じたり，夢の中にいるように感じたり，身体から引き離されたかのように感じる障害である．すなわち，自分自身が見知らぬものであり，また非現実的なものと感じることである．

[診断基準]
A．自分の心や身体から離れて，あたかも自分が外部の傍観者であるかのように感じている，持続的ないしは反復的な体験

B. 離人体験の間，現実吟味は正常に保たれている．
C. 離人症状は臨床的に著しい苦痛，または社会的，職業的または他の重要な領域における機能の障害を引きおこしている．

[治療]　離人症性障害は「自分がロボットのようだ」，「感情がないようだ」という，きわめて苦しい症状であり，家族の理解はほとんど望めない．したがって，いかに本人が淡々としていても，内面は苦しいということを家族は知るべきである．本人も苦しさに「もはや治らない」と絶望することなく，根気よく治療を進めればそれに応じた効果が出てくる．

本症は15〜30歳に最も多く発症する．50歳の離人症性障害はありえないので，20代，30代のどこかで治癒するものである．力動精神療法や認知行動療法によって改善することもあるし，薬物療法も重視されている．多くは抗うつ薬を使うが，時に抗精神病薬が有効なこともある．

自然治癒が多いとはいえ，明確に予後がよいとはいえない．いささか悪いほうに入ると思うが，しかし治らないわけではないことを銘記すべきである．

4. 解離性同一性障害

解離性同一性障害（dissociative identity disorder）は別名，多重人格性障害（multiple personality disorder）ともいい，その名のとおり，2つまたはそれ以上の，はっきり他と区別される人格をもち，それらの人格状態が反復的に患者の行動を統制するものである．

解離性同一性障害は近年きわめて増加しており，児童虐待とも密接に結びついている．しかし，1960年ころ（当時は"多重人格"と呼ばれていたが）には，ほとんどみられなくなっていた．むしろ，1900年前後のフランスやアメリカで，多く報告されていた．

この現象の一番大きな原因は，E. Bleuler（ブロイラー；1857-1939）による統合失調症（精神分裂病）の概念がきわめて広く，そのなかに多重人格も含まれてしまっていたからだといわれている．さらに多重人格は，催眠によって人工的につくられた詐病であるという考え方が当時根強くみられたことも，多重人格の存在そのものを認めず，その症状や治療法への関心が薄まっていた理由と思われる．しかし，BleulerからE. Kraepelin（クレペリン）やK. Shneider（シュナイダー）に時代が移るにつれ，多重人格の症状は統合失調症の概念にうまく当てはまらず，独立した疾患として，明確に浮かび上がってきたと考えられる．

[診断基準]
A. 2つまたはそれ以上の，はっきりと他と区別される同一性，または人格が存在し，そのおのおのは，それぞれ独自のやり方で環境や自己についてある程度の期間知覚し，かかわり，思考する．
B. これらの同一性または人格状態の少なくとも2つが，反復的に患者の行動を統制する．
C. 重要な個人的情報を思い出すことができず，その程度が普通の物忘れでは説明がつかないほどはなはだしい．
D. この障害は，物質（例：アルコール中毒時のブラックアウトや混乱した行動）または他の一般身体疾患（例：複雑部分発作）の直接的な生理学的作用によるものではない．

[治療]　本人は知らないうちにいろいろな人格に交代しているので，本当の自分，つまり本体の人格がより強く，より判断力をもち，より自己主張ができるのだという意識をもつよう努力し，それに集中すべきである．

[家族の注意]　家族内で治すことはきわめて困難である．むしろ，多重に至る本体の人格が弱いということを自覚させ，できるだけ本体の人格を育てるという基本的な構えをもつことが，患者のみならず家族にも必要である．

多重人格は，アメリカでは家族内からの身体的虐待と性的虐待で80〜90%が生じる．日本では，著者によると，虐待による発症が63%，いじめが30%である．

C. 理学・作業療法との関連事項

　解離性健忘で記憶がなかなか回復しない場合には，当面は作業療法によって気持ちをそらすことが時に求められる．患者にとってもそれは望ましいことで，たとえばパソコンや木工などの作業療法に夢中になっているうちに心がリラックスし，次第に記憶が戻ってくることが多い．

　また，解離性同一性障害も長期的な慢性疾患であり，すぐに人格が統合されることはなかなか望めるものではない．そうなると，作業療法を通して1つのことに夢中になることによって，人格の統合をはかることが重要である．

　離人症はなかなか治療が難しく，本人の苦しみも強く，自殺が多くみられる．したがって，病気とは別の側面から楽しみを引き出すという意味でも，作業療法やスポーツが大切になってくる．

■復習のポイント
1. 解離性同一障害はなぜ統合失調症と混同されたのか．
2. 解離性健忘の心理療法について述べよ．
3. 離人症性障害の心理療法について述べよ．

第6章 適応障害

■学習目標
● 適応障害の分類とその特徴を知る.

A. 適応障害とは

適応障害(adjustment disorder)は,他の精神障害,たとえばうつ病やパニック障害のように明確に診断できる病気ではなく,ストレスによって誘発されるが,主たる精神障害のレベルには達していないものをいう.

B. 適応障害の臨床的特徴

ストレスにさらされてから3か月以内に現れるとされている.そして,ストレスのレベルに比し不適切なほどに障害が大きく出現し,社会的ないし職業上の機能が顕著に低下する.本症は正常と精神障害の間のグレーゾーンに位置するため,診断面ではいささか問題があるが,実際,このような症例は多い.また,初期の精神障害の診断が困難なときに一過性に適応障害と診断し,のちに明白になったところで別の診断名に変えるという,移行的な診断としても使われる.

適応障害は,次のように分類されている.
①うつ気分を伴う適応障害
②不安を伴う適応障害
③不安とうつ気分の混合状態を示す適応障害
④行動の混乱を示す適応障害
⑤情緒と行動が混乱を示す適応障害

[診断基準]
A. ストレスになる出来事から3か月以内に,精神面や行動面に異常が現れる.
B. 次のどちらかが当てはまる.
 ①そのストレスとなる出来事にさらされると,予想よりもはるかに強い苦痛を感じる.
 ②社会的な面や仕事の面で著しく支障がある.
C. ストレスからくることは明らかだが,不安障害や感情障害など,他の精神障害の診断基準を満たさない.また,精神遅滞やパーソナリティ障害が悪化したためにおこったものでもない.
D. 誰かと死別したためにおこった直接的な反応ではない.
E. ストレスがなくなれば,症状は6か月以内に消えてしまう.

[原因] 離婚,リストラ,人の死あるいは自分の病気などが多い.

[治療] 心理療法としては,グループセラピーが重要である.個人セラピーでもストレスを明白にし,それについて議論する.時には危機介入を行う場合もある.危機介入とは短期的な精神療法で,支持療法的なテクニックを用いたり,暗示,励まし,環境の調整を行い,必要ならば入院をすすめる方法である.

薬物療法は抗不安薬や抗うつ薬が一般的である.興奮が激しい場合には,抗精神病薬を使うことも

ある.

[予後] 概してよく，だいたいは3か月で治る．しかし思春期の子供の場合は，より長い時間を必要とする．N.C. Andreasen（アンドレアセン）らの調査によると，思春期の青少年は適応障害に始まり，結局は主たる精神症状を示すようになることが多いといわれている．5年間のフォローアップでは，大人の71％は完全に回復し，8％は治療中，21％がうつ病，アルコール依存ないし乱用に至っている．思春期では44％が回復，13％が治療中，残り43％は主たる精神障害に移っていくと示されている．したがって思春期の場合は，注意深く見守る必要がある．

症例

23歳の中学の女性教師が来院した．「学校でまわりの人から批判され，授業もうまくできない」と言う．ややうつ気分はあるが，大うつ病の診断には至らない．不安もみられるが，パニック障害ないし全般性不安障害と診断するレベルのものではない．

ストレスの原因は，自分をひいきにしてくれた校長先生が急に亡くなり，彼女に対して批判的だった他の教師たちがいっそう批判的になったというものであった．つまり，彼女は子供たちを教育し管理するにはいささか力不足であったため，いつも彼女のクラスはうるさく，まわりの先生から心配されていた．しかし，彼女は校長先生のひいきによって，どうやら窮地に陥ることはなかったのである．その校長先生の代わりに新しく来た校長先生は，彼女に学校を辞めるよう要求した．

そこで，彼女の力は実際どのレベルなのかを検討した．彼女は幼さが目立ち，やはり子どもを教育するにはいささか問題があるように見受けられた．彼女は母親の一方的な過保護のなかで育ち，世間の荒波をくぐらず世間知らずで，人を教育するに足る人格の成熟に欠けていたともいえる．そのため，ひいきにしてくれた校長先生がいなくなると，多くの人からの批判に耐えられない状態になったのであった．

結局，学校を辞めることになり，彼女は小さな塾を開き，彼女なりに納得できる生活に入った．

C. 理学・作業療法との関連事項

適応障害はストレスによっておこされるものであり，比較的短期間のうちに自然に回復する．したがって，理学・作業療法ともにあまり適用されない．

■復習のポイント
1. うつ病（大うつ病）とうつ気分を伴う適応障害の違いについて述べよ．
2. 行動の混乱を示す適応障害のほかには，どのような適応障害があるか．

第7章 パーソナリティ障害

■学習目標
- 各クラスターに属するパーソナリティ障害を知る．
- パーソナリティ障害はDSM-IVでは第II軸に属する．
- パーソナリティ障害は合併が多い．

A. パーソナリティ障害とは

　パーソナリティ障害（personality disorder）は，DSM-IVによると「その人の属する文化から期待されるものより著しく偏った，内的体験および行動の持続的様式」が，①認知（自己，他者および出来事を知覚・解釈するしかた），②感情性，③対人関係機能，④衝動の制御の領域の2つ以上の領域に表れるもので，社会的・職業的機能の障害を引きおこすとされている．パーソナリティ障害はDSM-IVでは，第II軸に属し，第I軸とは区別される〔第2章の表1（☞12ページ）参照〕．

　パーソナリティ障害は10の特定のパーソナリティ障害に分類される．それらは**表1**に示すように，3つのクラスター（A，B，C）に分けられている．以下に，それぞれのパーソナリティ障害の特徴を詳しく述べる．

B. パーソナリティ障害各論

1. クラスターA

　ここに分類される人々は，"奇妙な感じ"にみえるのが共通した特徴である．

a. 妄想性パーソナリティ障害

　妄想性パーソナリティ障害（paranoid personality disorder）とは，きわめて猜疑心の強い人たちをいう．

[診断基準]
A. 十分な根拠もないのに，他人が自分を利用する，危害を加える，騙すという疑いをもっている．
B. 友人または仲間の誠実さや信頼を不当に疑い，それに心を奪われている．
C. 情報が自分に不利に用いられているという根拠のないおそれをもち，他人に秘密を打ち明けたがらない．
D. 悪意のない言葉や出来事のなかに，自分をけ

表1　パーソナリティ障害の分類

クラスターA（奇妙な）	a. 妄想性パーソナリティ障害 b. シゾイドパーソナリティ障害 c. 失調型パーソナリティ障害
クラスターB（感情の混乱）	a. 演技性パーソナリティ障害 b. 自己愛性パーソナリティ障害 c. 境界性パーソナリティ障害 d. 反社会性パーソナリティ障害
クラスターC（不安）	a. 回避性パーソナリティ障害 b. 依存性パーソナリティ障害 c. 強迫性パーソナリティ障害

なす，または脅かす意味が隠されていると考える．
E. 恨みをいだき続ける．つまり，侮辱された，傷つけられたことを強く根にもつ．
F. 自分の評判や性格上のことで，自分が人から不当に攻撃されると考え，怒る．
G. 配偶者に対して「愛人がいるのではないか」といったような疑惑をもつ．

[治療] 自主的に治療の場に現れないので，治療は容易ではないが，それでも来院してきた場合はうつ的な感情が主体となっていることが多く，それを媒介にして積極的な治療に入る．認知行動療法や力動精神療法で分析を深めたり，考え方の特有な歪みを是正する．

抗精神病薬も少量使う．

[家族の注意] ほとんどが小さいときからの性格なので，家族は問題とは思っていない．しかし，性格上の問題が原因となって，なんらかの社会的なトラブルが生じると，初めて家族も認識する．本人も当初は自分の人格上の問題とは考えていない．治療者に人格上の細かな問題点を指摘され，診断名を教えられることで初めて自覚し，それを是正するようになる．家族はそれを励まし，がまん強くサポートすべきである．

[予後] 十分な研究がなされていないので不明であるが，概して長く，最悪の場合は一生にわたる．

たとえば，某カルト集団の教祖は幼児期から非常に猜疑心が強く，人を信じないという妄想性パーソナリティ障害であったが，やがて宗教的，神秘的なことを主張し出した．それがいっそう進むと妄想となる．「自分は宗教的な解脱者である」，「空中を飛ぶことができる」という妄想を言うようになると，これは妄想性障害，つまりパラノイアということなる．そして最終的には，社会的な犯罪を犯し，反社会性パーソナリティ障害と診断される．

症例 1

24歳の大学院生は，別の大学から某国立大学大学院に入った．入ったものの「自分だけがよその大学から来たことで差別されているのではないか」という疑惑をもった．そう思ってみれば，教授はまったく自分には声をかけてくれないし，質問しに行ってもそっけない．大学院での仕事も自分には与えられない．教授を含めたみんなが自分を排除しようとしているのではないかという疑惑が生じたのであった．そのために勉強も落ち着いてできず，いつもそのことが頭に浮かび，時には怒ったり，時には沈んだり，不安定な状態になり，筆者の外来を訪れた．

結局本人の考えすぎで，元来からの猜疑心が別の大学から来たということによっていっそう強まり，他人や教授を疑っていたことが少しずつ本人にもわかってきた．その後，彼は大学院を出て就職し，猜疑心の強い妄想性パーソナリティ障害はかなり是正されるようになった．

b. シゾイドパーソナリティ障害

シゾイドパーソナリティ障害（schizoid personality disorder；統合失調質人格障害）の人は，社会から離れ，対人関係が限られているのみならず，その人個人の感情表現も狭い．

[診断基準]
A. 家族の一員であることを含めて，親密な関係をもちたいとは思わない．または楽しく感じない．
B. ほとんどいつも孤立した行動をとる．
C. 他人と性体験をもつことに興味があまりみられない．
D. 喜びを感じられるような活動があまりみられない．
E. 親きょうだい以外には親しい友人または信頼できる友人がいない．
F. 他人の賞賛や批判に対しては無関心にみえる．
G. 情緒的な冷たさ，よそよそしさ，または平板な感情がみられる．

このうち4つないしそれ以上あれば該当する．自閉的であること，そしてそれによって対人関係が保てないこと，感情がいささか狭く，鈍感であることと理解してよい．

[治療] ロールプレイによってさまざまな人と接触する練習をするという，学習を主とする行動療法が一番有効である．これはグループ療法，つまり人と接触する機会を増すことでもある．

[家族の注意] 本人には自覚がないので，家族がどう導くかが大切である．この性格を少しでも是正できるように，特に人との交わりができるような力を身につけさせ，人生を楽しく過ごす方法を身につけさせるよう援助する．

[予後] 次の症例で述べるように，決してよいものではない．むしろ自分の性格を心得たうえで，どういう場所でどういう仕事をし，どういう人とつき合ったら妥当かを考えさせたほうがよいのかもしれない．

症例2

26歳の男性が「自分の家庭をどうしていいのかわからない」と外来にやって来た．対人関係を良好にもてる様子はなく，自閉的な感じがあり，感情もやや敏感さに欠けていた．「あなたの結婚はどういう形で？」と聞くと「母がすすめた見合いです」と答えた．さもありなんと思われた．結婚したのち，彼には生活をエンジョイするという側面が欠けているために，妻から次第に疎まれるようになった．やがて，妻は子供を連れて家を出ていってしまい，とうとう別居するに至ったのである．

彼は母親に日常の世話をしてもらわないとちゃんとした生活ができない人間だが，社会的には公務員という立場であったため結婚できたのであろう．自分で相手を見つけ結婚するのはいささか難しいと考えられた．

抗精神病薬を少量出しつつ，グループ療法に参加するよう呼びかけたが，そこで何も発言できないため出席しなくなった．治療者との1対1の話し合いにも十分についてこられず，結局，治療はきわめて困難なものとなった．今後，このような性格が変わるとは考えられず，彼の場合はこの性格のままいかに生きるかを考えなければならないであろう．

c. 失調型パーソナリティ障害

失調型パーソナリティ障害（schizotypal personality disorder；統合失調型人格障害）では，自閉的であると同時に奇妙さが顕著に目立つ．

本障害は統合失調症（精神分裂病）に移行する率が一番高く，およそ20％といわれている．奇妙さではパーソナリティ障害のなかで群を抜いている．

[診断基準]
A. 統合失調症の症状に似た関係念慮，つまり，すべてのことが自分に関係していると考えやすい傾向にある．
B. 魔術的思考，たとえば迷信深かったり，テレパシーの能力をもっていると言ったり，第六感が働くと言ったりするような奇妙な空想や思い込みが顕著にみられる．
C. 普通ではない知覚体験や身体的錯覚がみられる．
D. 奇異な考え方と話し方をする．
E. 疑い深さ，または妄想的な考え方
F. 不適切なまたは限定された感情
G. 奇異な，奇妙な，または特異な行動または外見
H. 親しい友人または信頼できる人がいない．
I. 対社会的な不安がいつもあり，妄想的な恐怖をもっていることが多い．

[治療] 薬物療法がかなり有力である．抗精神病薬が使われる．また，神秘的な宗教を信じていたり，奇妙な迷信を信じていて，治療になかなか応じないが，粘り強く奇妙な考えをもつに至った不安，社会への恐怖を明らかにすることにより精神療法が可能になる．

[家族の注意] 家族の意見によって初めて外来に来るという形になるので，家族の役割はきわめて大きい．家族自身が客観的で理性的で常識を心得ていることが重要で，それに基づいて本人を説得し，治療への動機づけを高めなければならない．

[予後] 薬物療法でかなり効果があるといえる．

症例3

19歳の男性が父親とともに外来にやって来た．彼は受験勉強中にある神秘思想家の誘いにのって，その女性のところに通うようになった．彼女は，彼に特別な能力があると誉めたため，彼は「自分もそのような気がする」と自然に説得されていった．そのため，受験生でありながら受験とはおよそ無縁な彼女のところでの生活が始まり，宗教的な儀式に近い行動をしながら踊ったり，陶酔状態になって「神の声を聞いた」，「超能力が与えられた」と主張するようになった．

その段階で外来に来たのであるが，筆者は「少なくともそのような考え方では世の中で生きていくことはできない．われわれは原始的，神秘的な社会から脱して，科学と理性をもととする社会に生きていくのであり，あなたの考えでは適応できず，自閉的にならざるをえないでしょう」と説得し，抗精神病薬を使いながら，神秘的な考えから脱するよう指導した．ほぼ1年で，だいたいすべての神秘的な考えから脱することができたが，対人関係がうまくとれないこと，もはや勉強に興味がないことが次の大きな課題となった．

2. クラスターB

ここに分類される人々には，"感情の混乱" がみられる．

a. 演技性パーソナリティ障害

演技性パーソナリティ障害（histrionic personality disorder）は，かつてはヒステリー人格と呼ばれていたもので，人の注意を引き，自分が中心でなければいられないという性格の人たちである．

[診断基準]
A. 自分が注目の的になっていない状況では楽しくない．
B. 他人との交流では，しばしば不適切なほど性的に誘惑的であったり，挑発的な行動がみられる．
C. 感情表現が激しいが，その中身は薄い．
D. 自分への関心を引くために絶えず自分の身体的魅力を強調する．
E. オーバーな感情表現をするわりには詳細な内容が乏しい．
F. 自己を演劇化し，芝居がかった誇張した感情表現がみられる．
G. 被暗示性が高く，人の影響を受けやすい．
H. 対人関係を実際以上に親密なものとみなしてしまう．

この8つのうち5つないしそれ以上が該当すると，演技性パーソナリティ障害と診断する．

[治療] 本人に治そうという自覚がない限りきわめて難しい．しかし，ある年齢を過ぎ，自分の身体的魅力の衰えとともに人を引きつけることができなくなると，孤独とうつ状態に沈む．アルコール依存症に至ることも稀ではない．外来へは主として，このようなうつ状態で来ることが多い．

抗不安薬を中心に使うが，薬物療法はあまり重要ではなく，むしろしんみりとした1対1の精神療法，特に認知行動療法を主として，自分の考え方の歪みを是正することが重要である．

[家族の注意] そもそも家族がこのような性格を助長する雰囲気をもっており，その影響から離脱することのほうが重要かもしれない．家族が理解を示し，歪んだ自己中心的な振る舞いを是正するよう協力することが望ましい．ただし，一挙にそれを押し進めると，それはまた大きなトラブルのもとになるので，ほどほどの理解とほどほどの無関心が必要である．

症例4

26歳の女性．社内での不倫がうまくいかず自殺未遂をおこし，筆者の病院に入院した．服薬自殺だが，飲んだ量があまり多くなかったので，本当に死ぬつもりだったかどうかは疑問である．ともあれ，親や不倫相手に大きな打撃を与えたことは事実であり，人に感情的なインパクトを与え，自分への関心を集めるという面では，この自殺未遂は大きな意味があったとみざるをえない．

彼女は元気になってからも，特に男性の注意をいつも集めようとし，実際彼女のまわりにはいつも若い男性がいた．彼らを自分の家来のように使い，買い物に行かせたり，まるで女王のように振る舞っていた．そして夜になると，治療者への甘えがきわめて強くなり，治療者から愛情をもぎとろうとするのが顕著に見受けられた．

筆者はそのような雰囲気を十分に察していたので，距離をおいていたが，筆者の当直日に突然ヒステリー性失神発作で倒れた．患者や看護婦が驚いて現場に駆けつけようとしたが，筆者は看護婦に「行かなくてもいいよ．むしろ行くとますますこの発作を続けさせることになる」と言い，止めた．患者が「先生，倒れているからすぐに来て」と言うものの，「まあそんなにあわてないで」と筆者はゆっくり行ったのである．彼女は筆者が即座に来なかったことにものすごく腹を立て，「人が倒れているのに無関心で治療しないな

んてどういうことですか」と食ってかかってきた．自分に愛情を向けてくれないことに彼女は怒っていたのである．

筆者にはもちろん彼女に治ってほしいという意味での愛情はあるが，彼女が欲するような愛情を与えることはできない．筆者は「あなたの倒れ方がどの程度危険かを知ったうえでの行動であって，本当に危険度が高いとしたらすぐに来たでしょう．あなたは正直なところ私からも愛情をとろうとしている．しかし私の職業は，あなたに愛情を与えて治すことではないのです．あなたは不倫をして失敗しているではないですか．またここで愛情を強引に得ようとすると，同じ失敗に至るでしょう．自分の愛情，甘え，自己中心性の問題について考えてみるべきでないでしょうか」と説明した．その説明はかなり彼女の心に響いたようで，その後，とりたてて混乱した行動はなくなり，退院していった．

b. 自己愛性パーソナリティ障害

自己愛性パーソナリティ障害（narcissistic personality disorder）とは，「自分は特別な人間であり，特別な才能，特別な美貌をもっている．したがって誰からも賞賛されるべきで，特別待遇を受けて当然である」と考えている障害である．したがって，批判的なことを言われると怒りがきわめて強い．Kohut（コフート）の研究が大きく寄与しているパーソナリティ障害である．

[診断基準]
A. 自分は特別重要な人間であるという感覚をもっている．
B. 限りない成功，権力，才気，美しさ，あるいは理想的な愛の空想にとらわれている．
C. 自分が特別であり，独特であり，他の特別なまたは地位の高い人たちにしか理解されない，または，その人たちとのみ関係があるべきだと信じている．
D. 過剰な賞賛を求める．
E. 特権意識．自分に特別なはからいがあるべきだと考えている．
F. 対人関係で相手を不当に利用する．つまり自分の都合のよいように相手を利用する．
G. 人への共感性が欠如している．
H. しばしば他人に嫉妬する．また他人が自分に嫉妬していると思い込む．
I. 尊大で傲慢な行動または態度

この9つのうち5つないしそれ以上が当てはまれば，自己愛性パーソナリティ障害と診断する．

[治療] 精神療法がきわめて重要である．それもかなりのベテランでないとうまくいかないことが多い．自分は特別であると思っている状態を突き崩すのだから，彼らのアイデンティティーを崩すことになり，大変な作業である．したがって，支持療法で相手の自尊心を守りつつ，少しずつ信頼を得たところで問題点の本質を突き，納得してもらうことになる．

時には幼児期の分析も必要なことがある．養育者の態度がこのような自己愛性を育てていた可能性もあるからである．

[家族の注意] 主に家族に守られて自己愛が成立していることが多いので，家族は少しずつ自分の背丈並みの自尊心をもつような対応をすべきである．本障害は自尊心の調節障害であるともいわれており，それは主に親が引きおこすことが多い．

西洋では，無視されたり虐待を受け自尊心をもてそうにない子供が，自分の空想で自尊心を埋め合わせる結果，自己愛性パーソナリティ障害になることが多いが，わが国では生まれたときからのきわめて強い過保護によって，「自分は特別な存在である」というマインドコントロールされた形となって出現する．

したがって，親が急にそれを指摘しても喧嘩になるだけであり，少しずつ知らぬ間に自己愛の調節を促すべきである．むしろ治療者に頼ったほうが妥当なことが多い．

[予後] 「自分は特別である」という意識で一生生きることはできない．たとえ本当に能力や美貌があったとしても，いずれ破綻をきたすときが来る．それに耐えられるかどうかが，この人たちの予後に大きくかかわる．本当に勇気があるならば自分の問題に直面し，治癒する．

症例5

27歳の男性が，職業になかなか就けないと外来にやって来た．その理由は「自分の能力を社会は受け入れてくれない」というものであった．「自分は芸術においても知性においても誰にも負けないのだが，対人関係がうまくいかないために会社に長く勤まらず，この年までぶらぶらしてしまった」という．そして，いろいろな有名人との交流を盛んに自慢し，そのことで私を誉めなさい，私の能力を高く評価しなさいと，他人に強要するのである．

筆者は「あなたは自分に自信があるのかもしれないけれども，その年齢で自立していないのでは，それを自慢することは控えざるをえないでしょう．私たちは自立して初めていろんな能力が評価されるのであって，自立していないのに能力を評価せよというのは矛盾している」と説得した．彼は静かにその考えを受け入れ，「どんな仕事でも長くやってみます」と言って，コンビニの仕事から始め，やがて1年後には本屋に勤め，さらに出版社に勤めることに成功し，自己愛性パーソナリティ障害から離脱していった．

c. 境界性パーソナリティ障害

境界性パーソナリティ障害（borderline personality disorder）は，衝動的で，感情のコントロールがきわめて困難であり，それでいて愛情欲求が強い．それも幼児期の愛情欲求に近く，それゆえに自立もしていない．Kernberg（カーンバーグ），Masterson（マスターソン），Gunderson（ガンダーソン）らが大きく貢献している．

[診断基準]

A. 自分が人に見捨てられるのではないかという心配があり，それを避けるためになりふりかまわない努力をしたり，怒りを示す（これは愛情欲求が強いので，愛情対象が自分から去ろうとしたときに示すものである）．
B. 対人関係が不安定である．
C. 同一性障害．衝動が激しいと自分が何者であるか不明確になるのは当然であり，それによって自己同一性が障害を受けているといえる．
D. 衝動性．たとえば喧嘩，過食，手首を切る，浪費，覚醒剤，シンナー，不正性交遊など
E. 自殺の行動，素振り，脅かし
F. 感情の不安定性
G. 慢性的な空虚感
H. 不適切で激しい怒り
I. 一過性のストレスに関連した妄想的な考え，あるいは解離性症状

この9つのうち5つ該当すれば，境界性パーソナリティ障害と診断する．

[合併症] 境界性パーソナリティ障害ほど，合併症の多いパーソナリティ障害はない．他のパーソナリティ障害との合併（たとえば，自己愛性パーソナリティ障害，演技性パーソナリティ障害，反社会性パーソナリティ障害など）も多いし，ほかにも回避性パーソナリティ障害との合併も一部みられる．第I軸の精神障害との合併もこれまた多い．一番関係が深いのはうつ病で，実に80%が少なくとも一度はうつ病になっている．

統合失調症との合併はあまり多くはない．しかし不安障害，特にパニック障害の合併はきわめて多く，30～40%に至ることもある．また強迫性障害との合併も10%前後みられるもので，境界性パーソナリティ障害の治らない原因が，実は強迫性障害が根底にあったから，ということも稀ならずみられる．その他，身体化障害や転換性障害，さらに上記「診断基準」にもあるように，解離性障害がよくみられる．つまり，解離性健忘や解離性同一性障害，つまり多重人格患者における人格の一部には，境界性パーソナリティ障害をもった人格がよく現れる．その他，離人症性障害といったものもみられる．

また身体表現性障害でも，身体化障害や心気症，身体醜形恐怖，転換性障害といったものが合併する．特に転換性障害が，境界性パーソナリティ障害と合併することが多い．

こうしてみると，すべての精神障害が境界性パーソナリティ障害と絡みうるといえる．それほどまでに境界性パーソナリティ障害の感情の混乱は幅広く，不安も強いものなのである．

[治療] 困難をきわめる．重症の場合は衝動や怒りを十分にコントロールできる場でしか治療でき

ないので，当然入院が必要である．中症〜軽症は外来での治療が可能である．

彼らは愛情欲求がきわめて強いので，当然，治療者にも恋愛感情（恋愛転移）をおこす．それを最小限に食い止めながら，ある程度の愛情を受け入れないと治療は持続しないし，受け入れすぎると破綻してしまう．この転移のもち方が治療の要で，信頼感のうえに，これから生きていくための目標や趣味など，人格の中核となるものをつくり上げることが重要である．

また多くはがまん強さに欠けるので，仕事はアルバイトから挑戦させる．社会の雰囲気，ルール，人間との交流のしかたを学ぶことが，彼らに生きる自信を与える．彼らこそ自分に自信がなく，自己嫌悪が強く，したがって自殺未遂のケースが多いのである．したがって，本当の意味での信頼感を得，自己を受容し，自分の価値を高めることが治療の根幹である．昨今は，Linehan（リネハン）の弁証法的認知行動療法が注目を浴びている．

[本人と家族の注意] 境界性パーソナリティ障害の人たちはがまん強さに欠けるが，よくなるには最低限しぶといがまん強さを獲得しなければならない．がまんすることで，さまざまなストレスが乗り越えられ，そのことでまわりの人の信頼を獲得できる．そうなれば自分もうれしいし，いっそう多くの人からの信頼が得られるようになっていくものである．「どうせ自分は駄目な人間だ」と，自分で自分を見捨ててしまえば人々の信頼は失われる．したがって，何度失敗しても立ち上がるしぶとさを身につけることが大切である．

本症はきわめてデリケートで，その病理は一般の親には理解できない．したがって治療は専門家にまかせ，家族は家族として普通に接するべきである．家庭内で説教したり愚痴をいったりすることは患者を苛立たせ，荒れさせることになる．家庭では普通の言葉遣いで楽しい会話をするように努力し，もし患者に言いたいことがあるなら，治療者を通してそのことを言ってもらうようにする．

[予後] 完全治癒はきわめて困難である．治療には10年かかると主張する人もいるし，7年，8年かかるという人もいる．しかし，筆者の経験では，長くて4年前後で主たる問題は鎮静化するように思われる．したがって，まわりの人々は「一生治らない」，「人格なんだから治るわけはない」などと言わずに，温かく支えることによって，自暴自棄な気持ちを抑えてくれるように協力してもらいたい．

症例6

26歳の女性が入院してきた．彼女の家庭は複雑で，彼女は愛人の子供として生まれた．父は歯科医で，母を愛人として囲っていたのである．したがって，彼女は12歳まで父親をほとんど知らずに育った．しかし，本妻が亡くなったため母が正妻になり，そこで初めて3人一緒に住むことになった．しかし長い間別々に暮らしていただけに，また彼女に愛人の子であるという劣等感が強かったために，その暮らしは決してスムーズなものではなかった．

彼女は小学校，中学校，高校を通して学校では無気力で，万引きや喧嘩といった反社会的な行動が目立った．しかし甘えが強く，最終的には母親に「ごめんなさい」と謝り，夜は一緒に寝るという一面もあった．

20歳を過ぎると街に出て男性を探し，一夜をともにしたり，あるいはしばらく同棲したりということが続くようになり，やがてアルコールを飲んで大喧嘩をしたり，手首を切ったりすることが多くなった．

このように対人関係が悪く，衝動的で，怒りのコントロールができず，虚無感が強い．また，いつも自殺の危険があり，愛情飢餓が非常に強く，そのため自立できず，いわゆる見捨てられ感が強い状態になって入院してきたのである．

d. 反社会性パーソナリティ障害

反社会性パーソナリティ障害（antisocial personality disorder）は，犯罪行動を頻繁におこすのを特徴とするパーソナリティ障害である．彼らは犯罪的な行動を繰り返しつつも罪悪感に乏しく，不安やうつ気分も存在せず，人への共感能力ややさしさが不足し，愛する能力が欠如していることが多い．また，人を操作することがきわめてうまく，表面的には魅力あるように振る舞うことができる．

[診断基準]
A. 法にかなう行動という点で社会的規範に適合しないこと，これは逮捕の原因になる行為を繰り返し行うことで示される．
B. 人を騙す傾向
C. 衝動性または将来の計画が立てられないこと
D. 怒りっぽく攻撃的で，喧嘩が頻繁にみられる．
E. 自分または他人の安全を考えずに向こう見ずである．
F. 一貫して無責任である．
G. 良心の呵責が欠如している．

診断には，この7つのうち3つないしそれ以上が15歳以来認められることを必要とする．

その他，18歳に達していること，15歳以前に行為障害（盗み，喧嘩，放火，家出，不登校，窃盗，嘘をつくことなど）がみられたこともあげられる．したがって18歳以前から，その少年のレベルでの反社会性行動がずっとみられ，18歳以降は犯罪性を帯びてしまうほどになるということである．

[治療] この人たちを外来で治療しようとしても無意味である．彼らは罪悪感をもっていないし，失敗から学ぼうなどとは思っていないからである．したがって入院させ，彼らも自分の問題に直面せざるをえないようにすべきである．

グループセラピーが重要であるが，そのメンバーはこのような反社会的な傾向から離脱した人たちでなければならない．まだ十分に離脱していないと，グループで集まることがかえって反社会的な傾向で一致し，治療とは逆方向に向かってしまうからである．

薬物療法は抗精神病薬を使うことが多いが，注意欠陥/多動性障害がかなり混入しているので，メチルフェニデートを使うこともある．

[家族の注意] 治療意欲，治療動機の乏しい人たちには，家族の絶えざる励ましや愛情のこもった支持が必要である．しかし，親もまた反社会性パーソナリティ障害であるという遺伝的なものも絡んでいるので，その見極めはきわめて難しい．

[予後] いろいろな段階でかなりまろやかになっていくことが多いが，厳密にいうならば40歳を過ぎると，このようなパーソナリティ障害から離れていくものである．

症例7

22歳の女性である．アメリカ人の父親は，患者が10歳のときに突然アメリカに帰国し，それっきりとなってしまった．彼女は父親を愛していたがゆえに自分が見捨てられたと感じ，そのころから反社会的な行動がみられるようになった．万引きは1つのスリルであり，なんら罪悪感をもっていなかった．母親のお金を盗んだり，街で女性のハンドバックをひったくるなどは日常茶飯事であった．また，性的にも男性遍歴を重ねており，覚醒剤，シンナーなどを使い，乱交パーティーを開いていた．警察に2度捕まり，少年院に2回入っているが，少年院ではおとなしいのですぐに外に出られた．

22歳となり，今度捕まれば刑務所に入れられることになるのだが，相変わらず覚醒剤や売春は続き，家にも時々しか帰らず，母親は嘆くばかりであった．

3. クラスターC

ここに分類される人々は，"不安"なようにみえる共通性がある．

a. 回避性パーソナリティ障害

回避性パーソナリティ障害（avoidant personality disorder）は，わが国にきわめて多く，不登校や出社拒否などの半分以上はこの障害である．少子化社会，過保護社会にあっては人は傷つきやすく，したがって，自分が大事にされない場所には行こうとしない人間が多くなるのも当然で，現代社会の典型的なパーソナリティ障害といえる．

[診断基準]
A. 批判，否認または拒絶に対する恐怖のために，重要な対人接触のある職業的活動を避ける．
B. 好かれていると確信できなければ，人と関係をもちたいと思わない．
C. 恥をかかされること，またはばかにされることを恐れるために，親密な関係のなかでも遠

慮を示す．
D. 社会的な状況では，批判されること，または拒絶されることに心がとらわれている．
E. 不適切感のために，新しい対人関係が制止される．
F. 自分は社会的に不適切である，人間として長所がない，または他の人よりも劣っていると考えている．
G. 恥ずかしいことになるかもしれないという理由で個人的な危険をおかすこと，または何か新しい活動にとりかかることに異常なほど引っ込み思案である．

これらは，日本人の昨今の若者の一類型を見事に描いているものである．

[治療] 軽い抗精神病薬などで人へのおびえをとることが重要で，時には抗不安薬でも十分である．また，抗うつ薬を使うこともある．しかし，薬物療法では不十分で，集団療法やロールプレイを中心とした行動療法によって，対人関係を学ぶこと，また個人精神療法によって，自分の問題の中核を知ること，つまり保護されなければ安心できないということからいかに脱するか，傷つきやすさからどう脱して強くなるかに焦点が絞られる．

[家族の注意] 家族は当然この病理と結びついている．まず過保護にすることをやめ，本人の自立と本人の強さをどう築きあげるか，治療者に協力しなければならない．

[予後] パーソナリティ障害のなかでは比較的治りやすい部類に属する．若ければ若いほど改善はよく，25歳を過ぎるとなかなか困難となる．

症例 8

21歳の女性が外来にやって来た．「大学に行っても友だちがいないので寂しくてたまらない」と言い，「早く親元に帰りたい」と泣く．「なぜそんなに1人でいるのが辛いのか」と聞くと，「1人でいるのが辛いというよりも，みんなのなかに入りたいのだけど，なかなか入れない．みんなが自分を嫌っているような気がして，おびえてしまう」と言う．実際，ランチを食べるにも誰も友だちがいないので，お昼になると大学から遠く離れた所まで行くという．「なぜ1人で食べるのが嫌なのか」と聞くと，「1人で食べるということは友だちがいない，暗いということであり，嫌われていることの象徴なんです」と説明した．

学校へはほとんど行かず，卒業できるかどうか危なかったが，それでも多くの人の励ましでやっと卒業した．しかし，今度は会社で働く自信がなく，つまり大人として働くことに自信がなく，今は家でごろごろしている．

b. 依存性パーソナリティ障害

依存性パーソナリティ障害（dependent personality disorder）とは，自分で自分のことが決められず人に頼ってしまう，日本的にいうなら"甘えが強い"人格をいう．

[診断基準]
A. 日常のことを決めるにも，他の人からの余るほどの助言と保証がなければできない．
B. 生活のほとんどの主要な領域で，他人に責任をとってもらう必要がある．
C. 支持または是認を失うことを恐れるために，他人の意見に反対を表明することが困難である．
D. 自分自身の考えで計画を始めたり，または物事を行うことが困難である．
E. 他人からの愛情や支持を得るために，不快なことまでやってしまうことがある．
F. 自分で自分のことを世話できないという，強い恐怖感または無力感を感じる．
G. 親密な関係が終わったときに，自分を世話し支えてくれるもとになる別の関係を必死に求める．
H. 自分が世話をされずに放っておかれるという恐怖に，非現実的なまでにとらわれている．

[治療] 治療者に依存するので，精神療法はかなりやりやすい．しかし，その依存性を脱するには，自己主張トレーニング，家族療法，集団療法やロールプレイを中心とする行動療法が必要である．

この人たちは，まわりからみると個性がなく，目立たないようにただただ人の影に隠れ，何か決定しなければならないことも他人に任せて生きていくという姿勢を示す．本人はそのことを自覚し，

イエス・ノーをはっきりさせること，自己主張ができるように自分を励ますこと，人に嫌われてもよいから自分の信念を貫くこと，孤独に強くなることが必要である．

薬物は抗うつ薬や抗不安薬などが中心となる．

[予後] 他のパーソナリティ障害に比べると，比較的良好と考えられる．

症例 9

高校を卒業してから 3 年ほど家に閉じ込もっていた男性が入院してきた．まったく目立たず，人と和気あいあいと話すこともなく，ベッドでごろごろして本を読んでいる毎日である．そして，何かといえば年上の人にくっついて離れず，その人の言うがまま，彼の言葉ですべてを決めていた．しかし，頼られていた男性はやがて煩わしくなり，彼を遠ざけたので，彼は孤立してしまった．そのために一時パニック障害のような症状を呈したが，そのときが治療のチャンスであった．

人に頼って一時的に安心しようと思っても最終的には安心できない，人間は一人であり，自分で決定し，孤独に強くならなければいけないということを，彼は初めて知ったのである．

c. 強迫性パーソナリティ障害

強迫性パーソナリティ障害（obsessive-compulsive personality disorder）とは，完全癖をもち，規則や秩序に非常に従順であり，また，それを完全に成し遂げようとするために，それがうまくいかないと不安になったり，うつになったりするものをいう．

[診断基準]
A. 活動の主要点が見失われるまでに細目，規則，一覧表，順序，構成，または予定表にとらわれる．
B. 課題の達成を妨げるような完全主義を示す．
C. 娯楽や友人関係を犠牲にしてまで，仕事と生産性に過剰にのめり込む．
D. 道徳，倫理または価値観が過度に誠実で，良心的かつ融通が利かない．
E. 感傷的な意味のないものの場合でも，使い古した価値のないものを捨てることができない．
F. 他人が自分のやり方どおりに従わない限り，仕事を任せることができない，または一緒に仕事をすることができない．
G. 自分のためにも他人のためにも，けちなお金の使い方をする．お金は将来の破局に備えて蓄えておくべきものと思っている．
H. 硬さと頑固さを示す．

この 8 つのうち 4 つないしそれ以上あるものを，強迫性パーソナリティ障害と診断する．

[治療] 遺伝性が高く，小さいときからこのような傾向をもっているので，治療は容易ではない．集団療法で人が自分をどうみているかということから，自分の性格に気づかせる．また，何もかも完全にしようとして疲れ，うつ病ないしパニック障害で治療を受けに来ることが多いので，それらを治すプロセスで，背景にあるこの障害の特徴を自覚させ，治すための意欲をもたせることが重要である．

薬物療法は，抗うつ薬，特にアナフラニールなどが有効である．

[家族の注意] 完全癖の人たちは会社では出世しやすく，とんとんと出世していくので家族は大いに期待する．期待すればするほど強迫性パーソナリティ障害は是正されず，むしろ進行してしまう．結局は上司になったり転勤したとき，その変化に対応できずうつ病になったりすることが多いので，家族には遊び心，ユーモアを身につけさせる雰囲気が望まれる．

[予後] 予後は決してよくない．人格が固く，変化を好まないので治療に馴染まないからである．

症例 10

地方公務員がうつ病で来院した．入院時は何もしないでただただ寝ているだけであったが，抗うつ薬が効いて 3 週間くらいすると，ほとんどうつ症状はみられなくなった．その代わりに几帳面に洗濯をしたり，院内や庭の掃除を始めた．さらに病院の規則の矛盾を指摘し，もっと改善するよう再三要求してきた．確かに彼の言っていることはもっともなものであったが，それをあまりに強く主張するため，

他の患者からはいささか疎まれるほどであった．

C. 理学・作業療法との関連事項

　パーソナリティ障害のクラスターAは，自閉的で他人と交わろうとしないので，まずは対人関係を学ぶ必要がある．作業療法は人との交わりをもつ手段として，ある意味で楽な方法である．時には対人関係そのものを，SST（social skills training；生活技能訓練）やロールプレイによって直接学ぶこともある．

　クラスターBの反社会性パーソナリティ障害には，集団療法や認知行動療法，あるいは行動療法などの，あらゆる精神療法を導入しなければならない．この人たちには，作業を通じて物をつくる喜びを味わわせることで，生産的な気持ちを引き出すことが重要である．

　境界性パーソナリティ障害は，感情の混乱が激しく，愛情欲求がきわめて強く，孤独にも弱い．このことから，作業療法で，たとえばパソコンに夢中になることによって，退院後，あるいは社会での職業的な能力を高めることが，自分の同一性をも高め，さらには情緒的な安定が得られるようになる．

　その他の演技性パーソナリティ障害，強迫性パーソナリティ障害，依存性パーソナリティ障害などは，あまり作業療法とは結びつかない．しかしながら，強迫性パーソナリティ障害（完全癖で，なんでも規則正しくやらないと気がすまず，感情も硬く，遊び心がないというような人）には，特にスポーツやゲーム，芸術を取り入れた作業療法の場に導き入れることが，彼らの感情を和らげ，ひいては症状の改善が期待できると思われる．

■復習のポイント
1. 境界性パーソナリティ障害とDSM-IV第I軸の精神障害の合併について述べよ．
2. 各パーソナリティ障害間の合併について述べよ．
3. 不登校と結びつくパーソナリティ障害（年齢基準は無視する）はどのタイプか．

第8章 摂食障害

■学習目標
- 拒食症と過食症の区別を知る.
- 拒食症の身体症状を知る.
- 過食発作を理解する.

A. 摂食障害とは

摂食障害（eating disorder）は，大きく拒食症，過食症に分かれる．DSM-IVおよびICD-10では，拒食症を神経性無食欲症（anorexia nervosa），過食症を神経性大食症（bulimia nervosa）という用語で分類している．

死別，事故，情緒的苦悩などに反応して過食をもたらす"反応性の肥満"は摂食障害に関連するが，肥満によって外見や対人関係における自信を失うなどの心理的障害の原因となる"単純肥満"は通常，摂食障害には含まれない．

B. 摂食障害各論

1. 拒食症

拒食症は18世紀ころからフランスで報告されており，その後アメリカを中心に1960年ころから急激に増えてきた．特にモデルのトゥイギーの出現が「痩せていることは美しい」という価値観を急激に一般化させ，それによって拒食症は一気に増加した．ダンサーやファッションモデル，映画スターたちには従来からよくみられたが，それが一般の人々の間にも増えてきた．アメリカでは思春期や青年期の女子の約4％にみられるが，徐々に増えており，また若年化している．普通は10代の半ばに発症しやすく，思春期の女性の0.5～1％に発生するといわれている．しかも，最近では男性にも少しずつ増えてきている．

拒食症はかくてアメリカを中心に広まり，わが国でも1980年代に入ってから次第に増えてきて，1990年代には一般的な精神障害になった．

[症状] 拒食症は2つに分けられる．1つは抑制型であり，これは過食発作を伴わないものである．もう1つは，過食発作を伴うタイプである．

痩せ始めのころには一種の爽快感がある．それはエンドルフィンが出ることによって，一種のジョギングハイと同じような状態であるといわれている．痩せていながらエアロビクスをしたり，ジョギングをしたりすることが実によくみられ，まわりの人を心配させる．

本症では，母親への愛情飢餓，あるいは失恋からくる愛情飢餓，自立へのおびえ，成熟拒否といったさまざまな内的な問題も抱えている．彼女たちの基本的な性格は，完全癖が強く，頑固であり，人の言うことをあまり聞かないタイプが多い．なお，約50％に大うつ病が併発しているとされる．自殺も時にみられ，過食発作を伴うタイプのほうが抑制型よりも多い．

拒食症の人たちは食べないので，当然，栄養失調の状態である．低蛋白血症，低カリウム血症，低カルシウム血症，低ナトリウム血症，貧血などが続々とおこり，全身衰弱によって歩くこともままならなかったり，いわんや階段を登ったり走ったりすることはできなくなる．体重がもっと下がると，もはや動くことができなくなり，寝るばかりとなる．筋肉も弱くなり，時にうつぶせになったときに窒息死することもある．

また低カリウム血症は，心臓麻痺やテタニー(tetany)と呼ばれる筋肉の硬直をおこすことがある．さらに低カリウム血症，低蛋白血症によって骨粗鬆症となり，骨折がおこりやすくなる．最終的には全臓器の障害がみられ死に至る．死亡率は，アメリカでは15％前後，わが国では10％前後といわれている．

[診断基準]
A．標準体重の85％以下の体重である．
B．痩せようとする強い願望がある．体重が不足していても，体重が増えることに対して強い恐怖感をもつ．
C．自分が痩せていても痩せているという認識が欠如し，認知の歪みがみられる．
D．無月経，すなわち月経周期が連続して少なくとも3回欠如する．

[原因] 病因として，特に脳内アミンが調べられているが，いまもって確かなことは指摘できない．生物学的な要因として脳内モルヒネが問題とされているが，PETの検査によれば，尾状核の代謝が拒食時にきわめて高いことが報告されている．

社会的な要因としては，痩せているのがよいとされる風潮の影響が大きい．さらに，家族内の問題，特に母と娘の関係が報告されている．つまり，母から自立できずに母にしがみつくのだが，それに対して母親が冷たかったり，家庭内が混沌としていたりすることが多いとみられている．

[治療] 内科的な治療から精神科的な治療まで幅広い．まず入院させ，点滴による栄養補給が必須である．また行動療法的に，体重が2kg増えたら点滴の数を減らす，さらに体重が増えれば点滴をやめ病院内を自由に歩かせる，さらに体重が増えれば外出を許可し，そしてもっと改善すれば外泊もありうるというように，段階的なプログラムをつくり，体重増加を目指す．ある一定の体重に至ると病識が出て，「自分は何ということをしていたのだ．こんな自殺まがいのことがよくできたものですね」などと言うこともある．

精神療法は，病初期には効果がない．病識がないこともあるし，また否認がきわめて強いからである．むしろ患者との信頼感の確立を重視すべきで，認知行動療法や支持療法が好ましい．それと同時に，家族療法を導入するのが一般的である．患者自身が病識を得ると，彼女たちのほうから精神療法を求めることが多く，その場合には時に力動精神療法が適用される．

薬物療法としては，ペリアクチンのような食欲増進薬，あるいは抗うつ薬，抗精神病薬などが利用されているが，SSRIなども使われる．しかし，思ったほどに薬物の効果はないので，精神療法と初期の行動療法がきわめて大切である．

症例 1

22歳の女性が拒食症で入院してきた．肋骨が見え，手足がきわめて細く，また静脈はほとんど見えないほどになっていた．顔はげっそりと痩せていたが，それでも本人は「まだまだ脂肪はこんなにあるから大丈夫です．私は決して痩せていません」と体重を計ることを拒否していた．しかし階段を登ろうとしても登れず，そこで無理に体重を計らせたところ24kgであった．これでは生命が危ないと考え，点滴を始めた．その後，体重が戻ればより自由が得られるという行動療法的なプログラムを開始したところ，30kgくらいになったときに無謀に痩せていたことを認めたのである．その時点から精神療法が本格的に行われた．

そこでは父親が自殺したこと，母親がその後再婚しようとしていたこと，つまり母からの愛情がなくなることにおびえて，子供返りすることで母の関心を奪おうとしていたことがわかった．彼女は幻想のなかで，母親の胎内に戻りたいとすら述べていた．うつ病症状もみられ，自殺念慮がきわめて高かった．抗うつ薬や抗精神病薬を使い，多少改善しつつあったが，ある日突然自殺してしまった．

彼女の場合は，拒食症でも過食発作をもっており，過食型の拒食症であった．

2. 過食症

過食症は拒食症よりも一般的で，若い女性の1～3％，大学生女子に限れば4％にみられるといわれている．現在，精神科の病院でも若い女性患者の場合，統合失調症（精神分裂病）であれ，うつ病であれ，不安障害であれ，過食症を併発している率はきわめて高く，また年々増加しており，筆者の調査では40％以上が合併していることが認められている．

[症状] 痩せようと思うものの，あるとき（通常，夜が多いが），急激に過食発作がおこり，大量の食べ物，特に甘いもの，柔らかいものを食べ，その後，指を口に入れて吐き出そうとし，それを繰り返す．あるいは下剤や利尿薬を使うこともある．しかし，どっちみち食べる量が多いので，標準体重ないしそれ以上の体重のことが多い．

この人たちの問題点は，感情のコントロールがきわめて悪く，いらいらしたり，不安になったり，うつ気分になったりで，その感情を補償するかのように過食に走ると考えられる．また拒食症に比べ，パーソナリティ障害の合併が高く，特に境界性パーソナリティ障害（ボーダーライン）はきわめて多い．さらにアルコール依存症やうつ病，パニック障害も合併する．

[診断基準]
A. むちゃ喰いのエピソードを繰り返す．むちゃ喰いには以下の2つの特徴がある．
　①通常の食事とはっきり区別できる時間に，ほとんどの人が同じような時間に同じような環境で食べる量よりも明らかに多い食べ物を食べる．
　②その間は食べることを制御できないという感覚がある．
B. 体重の増加を防ぐために不適切な代償行為を繰り返す．たとえば，自己誘発性嘔吐，下剤，利尿薬，浣腸，絶食など
C. むちゃ喰いおよび不適切な代償行動は，ともに平均して少なくとも3か月間，週2回おこる．
D. 自己評価は体型や体重の影響を過剰に受けている．
E. 障害は拒食症のエピソードの期間中にのみおこるものではない．

拒食症と過食症は一見まったく違うように感じられるが，拒食症から過食症へ，また過食症から拒食症に移ることが時々ある．共通の特徴，つまり，痩せたいという願望があること，過食発作が拒食症にもあることなどは知っておくべきである．

[原因] 生物学的な原因として，拒食症と同じようにセロトニン，ノルアドレナリンの関係が有力である．また嘔吐後，患者がある種の快感を感じるのは，拒食症同様エンドルフィンの上昇によってもたらされているのではないかといわれている．

[治療] 認知行動療法，家族療法が中心になるが，特に感情の起伏の激しさについては，その背景となるストレス，そして人格的な側面を治療の焦点にしなければならない．薬物療法としては，イミプラミンという抗うつ薬を使うのが一般的であり，その他，テグレトール，炭酸リチウムといったような感情調整あるいは衝動抑制をねらった薬が使われる．

[予後] 慢性化することが多いが，予後は拒食症よりも良好で，大半の患者は知らないうちに回復している．しかし，過食症の一番ひどいときの苦しみはきわめて強く，時に自殺未遂や手首を切る（リストカッティング）こともある．過食後に吐くので，胃酸によって歯が溶けて前歯が鋭くなったり，食道炎がみられる．さらには下剤を使うことがあるので低カリウム血症が生じ，それによって筋肉系の異常，倦怠感などが生じる．

症例2

26歳の女性．彼女は中学生のころから過食があり悩んでいたというが，大学卒業後，社会に出てからのほうがひどくなった．つまり，対人関係が込み入ってきたうえに仕事のノルマを果たさなければならず，過食症がきわめて深

刻な状況になった．さらによく話を聞いてみると，大人社会がいやだという成熟拒否が続いていて，26歳にもなって母親の側にずっといたいというのが彼女の願いであった．このような成熟拒否，対人関係の未成熟さが過食症と大いに結びついているのである．

1年ほど家でぶらぶらし，治療だけを行っていたが，少しずつ過食が減ってきたので，彼女は就職するといい始めた．筆者はその時点ではまだ反対だったけれども，彼女は「いやいいですよ．どうせずっと吐くことは治らないですから」と言う．過食症が治癒するのに5年，10年とかかるのは事実であるが，一生治らないわけではなく，ある一定期間後に消えるのが一般的である．

彼女は就職し，一時過食は増えたが，やがて仕事にうまく適応できるようになると次第に少なくなった．今ではあまり気にしなくてもすむようになり，徐々に過食症から離れつつある．

C. 理学・作業療法との関連事項

摂食障害のうち拒食症については，作業療法を実施するにはその時々の注意深さが必要である．体力を十分計算しなければならない．彼らには好奇心を引き出すことが目標である．しかし過食症の場合は，作業療法により感情の安定をはかることが目標である．

■復習のポイント
1. 過食発作によって生じる身体的障害は何か．
2. 拒食症，過食症それぞれに多いパーソナリティ障害について述べよ．
3. 食行動異常と時代背景の関係を述べよ．

第9章 統合失調症

■学習目標
- 統合失調症の概念の歴史を知る．
- 統合失調症の下位分類を知る．
- 統合失調症の予後を知る．

A. 統合失調症とは

"統合失調症（schizophrenia；精神分裂病）"は，E. Kraepelin（クレペリン；1856–1926），E. Bleuler（ブロイラー；1857–1939）を経て独立した概念の疾患である．Kraepelinの考えでは青年期に発病し，人格の荒廃に至るものとされる（一部可逆的に回復する）．Bleulerは，統合失調症の本質は人格の分裂であり，必ずしも荒廃せず，また青年期のみに発病するものでもないと考えた．

大部分の統合失調症者は，疾患の経過が長くなると思考力の貧困（つまり知能の低下）や感情の平板化，意欲の低下がみられ，自閉的となる．したがって現代では，統合失調症の診断はKraepelinの考え方に近いものとなっている．

患者は，かつては単に収容されているだけで治療されなかったが，1950年代後半にクロルプロマジンという抗精神病薬がつくり出され，病院で治療を受けられるようになった．

B. 精神病性障害各論

1. 統合失調症

統合失調症の有病率は人口のだいたい1％といわれており，世界各国どこでも同じと考えられている．男女差はない．ただ，発病は男性のほうが早く15〜25歳，女性は25〜35歳がピークである．また，予後は女性のほうがよいとされている．近年，都市部のほうが農村よりやや多いというデータが信頼されている．

[診断基準]　WHOのICD-10にも診断基準が提示されているが，現在，米国精神医学会が提示したDSM-IV-TRの診断基準が主となっている．

A. 「自分のことを悪く言っている」，「自分をおとしめようとしている」，「自分を見張っている」，「自分のあとをつけてくる」，「テレパシーで自分を動かしている」といった妄想

B. 幻覚．主に幻聴で，誰もいないのに自分の噂をする声，からかう声が耳元で聞こえるなど．また「UFOが見える」，「霊魂が見える」といった幻視も時に見受けられる．また身体幻覚といって，自分の皮膚になんらかの電気が伝わってくるというものもある．

C. 思考に一貫性がなく，会話が支離滅裂になる（解体した会話）．ひどくなると滅裂思考に至る．

D. 極度に緊張しているため，なんら反応しない状態（緊張性昏迷），または興奮してまとまりのない行動（緊張性興奮）を示す．

E. 感情が平板化し，思考が貧困化し，さらに意欲が欠如するといった陰性症状がみられる．

この5つの項目が重要で，そのうち2つまたはそれ以上あることが統合失調症の診断に必要とされる．

さらに，この病状がみられてから，仕事上，勉学上，対人関係上の機能が以前よりも著しく低下していること，つまり適応能力の急激な低下が認められ，このような症状が6か月以上続くこととされている．

[分類]　DSM-IV以外では，幻覚妄想を主とした陽性の統合失調症と，意欲の低下，感情の平板化，思考の貧困化，知能の低下，自閉性，喜びや快楽の低下といった症状を主とした陰性の統合失調症の2つに分ける考え方もある．病因論的には，陽性統合失調症はドパミンの過剰分泌，陰性統合失調症は大脳側頭葉，前頭葉あるいは側脳室に萎縮が認められるといわれている．

下位分類としては，次のような病型に分けられる．

A. 妄想型：いうまでもなく幻覚妄想が主体で，人格は比較的保たれている．
B. 解体型：かつて破瓜型（はか）といわれたもので，人格の荒廃が著しく，思考障害や感情の平板化がみられる．
C. 緊張型：昏迷型と興奮型に分けられ，昏迷型は拒絶，カタレプシー，常同運動や特定の姿勢の持続，興奮型は滅裂な思考と行動に脈絡がなくなることが特徴である．
D. 鑑別不能型：どの分類にも属さないタイプである．
E. 残遺型：統合失調症の後遺症ともみられるもので，感情鈍麻，風変わりな行動，自閉性，思考の障害などが特徴で，幻覚妄想はあってもわずかであるとされている．つまり陰性症状主体ということである．

[原因]　原因には，もちろん遺伝も含まれている．たとえば，統合失調症者のきょうだい発症率は8％，片親が統合失調症の場合は12％の，両親とも統合失調症の場合は40％の子供が統合失調症に至る．また，一方が統合失調症である二卵性双生児では12％，一卵性双生児では47％の一致率とアメリカで報告されている．

かくて遺伝が関与しているのは間違いないが，しかし遺伝病ではないことも事実であり，ストレス，環境，その他さまざまな要因が関与していると考えられる．つまり，ストレスと素因の交互作用によって発症するという考えが一般に受け入れられている．

[治療]　まず抗精神病薬を使う．従来からハロペリドール，クロルプロマジンが主体であったが，昨今，リスペリドン，クロザピンといった新しい抗精神病薬が中心になりつつある．前者は今もって有効で重要な薬であるが，副作用がみられる．たとえばParkinson（パーキンソン）病様の症状や眠気，肥満，アカチジア（じっとしていられず，絶えず動き回ってしまうもの），舌の動きの異常，あるいは眼球挙上などである．時に悪性症候群といって，高熱，筋肉の硬直，意識障害がみられ死に至るほどの危険な状態になることもあるので，十分な医学的ケアが必要である．後者にはそのようなことはあまりみられない．

心理療法としては，1対1の個人精神療法である支持的精神療法で，患者の自尊心を守りつつ適切な指導や助言を行う．また，最近は行動療法も取り入れられ，特にSST（social skills training）と呼ばれる生活技能訓練は，患者の社会適応や社会性を増すのに重要な治療法になりつつある．またグループセラピーによって，少しでも社会性や共感性を身につけることも重要である．このように昨今は，薬物や精神療法の発展によって患者にもかなり病識が出てきている．したがって，本人が自分の病気を自覚して治そうとする意欲をもつことが，治療に大きく影響する．

[家族の注意]　過干渉でないこと，批判がましいことを言わないこと，過保護でないことの3つ，つまり"やさしい無関心"でいることがきわめて重要である．距離をおきつつも，きちんと患者の動きや心を理解し，危ないときにはいつでもそばにいてあげることが必要なのであって，いつも患

Advanced Studies

❶ 精神病状態とは

DSM-IIIにある"精神病状態"とは，現実と非現実の区別ができない状態を定義したものである．双極性障害や大うつ病といった感情障害は，単なる感情の浮き沈みであって，現実の判断能力が落ちているわけではない．このことから，統合失調症（精神分裂病）と躁うつ病を2大精神病とする分類は解体した．あるいは覚せい剤，または老人性認知症による幻覚・妄想状態も精神病状態と呼ぶものであるが，実際上は統合失調症だけが唯一，現実と非現実が区別できない精神病として残った．

者のそばにいて何かと面倒をみてしまうのは，むしろ患者の力を奪い，いっそう依存的になって自立心を失わせる結果となることを知っておく必要がある．

[予後] 再発を繰り返すにつれ，次第にもとの人格レベルに戻らず，社会的な適応が徐々に低下していくのが普通である．それでも約40％は社会復帰が可能になっている．特に上10％は完全に治癒する段階に達している．しかし，60％の患者は外来であれ入院であれ，病院に一生かかわらなければならない．なかでも下10％は，今でも一生病院で暮らすしか手がないといわれている．

ともあれ，「分裂病」といえば「一生治らない」「不治の病」といわれたころに比べたら，40％は社会復帰できるのであり，実に大きな進歩だといわざるをえない（➡ Advanced Studies ①）．

症例 1

19歳の予備校生．予備校の寮に住んでいたが，夜遅く，夜中の2時，3時まで何度も廊下を徘徊するので同じ寮生と喧嘩になった．彼が訳のわからないことを口走るというので，寮の管理人によって夜中に救急外来に連れて来られた．青白く非常に痩せており，眼球はあまり動かず，じっと見つめている．連れて来られたときは興奮状態で「不当だ，人権侵害だ」と訴えていたが，しばらくして落ち着くと1人でにやにやする，いわゆる空笑がみられた．

「自分は神の声によって動かされており，世界の法則をすべて知っている」といった誇大妄想，「テレパシーが自分を動かしている」というテレパシー妄想，さらに「誰かが自分を見張っている」，「盗聴器がつけられている」といった注察妄想，盗聴器妄想などがみられ，しかも自分の妄想にのみ集中しており，公平な注意力がない状態であった．表情もやや硬く，感情もまた平板な印象を受けた．この時点では幻覚妄想が主体ではあったが，すでに感情の平板化，思考の貧困化，情動的行動といった陰性症状もみられた．

入院したものの，最初は非常に混乱し入院に強く抗議し，病識の欠如を示していたが，抗精神病薬の投与とともにやがて落ち着いてきた．3か月後には外来に通うことになったが，やがて服薬を中止し外来にも来なくなった．1年後に再発し入院したが，前に比べると人格の荒廃が著しく，もはや大学受験などということは考えられない状態で，そのまま10年以上経過した．今や感情の平板化，思考の貧困化，自閉性，喜びの欠如，意欲の低下，集中力の低下，情動的行動といった残遺型に移行している．

2. 失調感情障害

失調感情障害（schizoaffective disorder；分裂感情障害）の概念はきわめて新しいものである．簡単にいえば統合失調症と気分障害の両方を合わせもっていて，どちらかに決められない病状であると考えてよい．Kasanin（カサーニン）が研究し記載した．

[診断基準]
A. 大うつ病ないし躁病のエピソードがあり，同時に統合失調症の症状が存在する．
B. 気分症状がないときに，幻覚や妄想が少なくとも2週間存在する．
C. 気分障害の症状はすべての期間に存在する．

つまり気分障害が全般的にみられて，気分障害がないときに統合失調症様の症状がみられるということである．

通常，うつ病の極期，あるいは躁病の極期には幻覚妄想がみられることがある．精神病像を伴う大うつ病，双極性障害，あるいは躁病であり，純粋な統合失調症と感情病の中間，混合という形にはならない．

[原因] 遺伝に関するわずかな研究があるのみだ

が，患者の家族や親戚には統合失調症ないし気分障害両方の高い発生率がみられる．

[治療] 治療への反応はきわめて高く，また精神療法も統合失調症者に比べるとはるかに有効である．薬物療法として抗精神病薬を使い，失調感情障害の双極型の場合には炭酸リチウム，カルバマゼピンなどを使う．

[予後] 統合失調症よりはよく，気分障害よりはいささか悪いという，まさに中間に位置する．

症例2

19歳の女性が，前の病院で統合失調症の診断を受けて当科に入院してきた．確かに統合失調症の症状，「人が自分の噂をしている」という関係妄想，あるいは「盗聴器がつけられている」，「自分は見張られている」という注察妄想，また「テレビや新聞で自分の噂をしている」という典型的な関係妄想などがみられた．

しばらく様子をみていたが，非常にコンタクトがよく，話も妄想や幻覚を除けばスムーズに展開する．彼女は「今はとっても気分が楽です．前はうつ気分でとても苦しかったんです」と言う．はたして，それがうつ病だったのか本人に聞いてみたところ，うつ気分，倦怠感，睡眠障害，食欲の低下，集中力の低下，興味の喪失，自責感，自殺念慮などという症状がみられたという．うつ症状は年に1～2回はやってくるという．現在はうつ症状がまったくなく，幻覚妄想だけがある．これは失調感情障害と診断されるものである．

彼女は抗精神病薬によって幻覚妄想がおおよそなくなったが，その後再びうつ病になり，寝込むだけの毎日となってしまった．うつ病が最悪の状況で再び幻覚妄想が現れ，うつ病と統合失調症症状が同時に現れる状態となった．そしてうつ病はやがて軽快したが，幻覚妄想はそのまま残るという前と同じ状態を繰り返した．

3. その他の精神病性障害

その他の統合失調症周辺の短期精神病性障害について，簡単に説明してみよう．

a. 統合失調症様障害

統合失調症様障害（schizophreniform disorder；分裂病様障害）とは，統合失調症の症状がそろっているものの，統合失調症に至るほどの期間，つまり6か月以上，その症状を保持していないものをいう．したがって，統合失調症様障害が6か月を過ぎると，それは統合失調症ということになる．

b. 妄想性障害

次に，妄想性障害（delusional disorder）とは，妄想（非現実的な観念）をもっているが，妄想以外の人格や感情・思考にあまり影響を与えず，生活も比較的保たれているものをいう．妄想だけが顕著に異常であり，妄想がそれ以外の心の領域にまで広がらないので，きわめて限局した精神障害といえる．主に，老人になってから，老人性認知症や血管性認知症とともにおこることが多い．

c. 短期精神病性障害

短期精神病性障害（brief psychotic disorder）というのは，妄想や幻覚，言葉の意味のつながりが薄くなったもの（連合弛緩），あるいは行動の解体という緊張病性の症状がみられるものの，1日以上1か月未満で症状がもとのレベルに戻る．一般にきわめて反応性が高く，治りのよいものである．これらは，なんらかのショックによっておこることが多く，ストレスの要因を調べることが重要である．

C. 理学・作業療法との関連事項

統合失調症こそ，まさに作業療法をつくったともいえるし，薬物がまだ見つからないころには，作業療法が唯一の治療法であったといってよい．したがって，きわめて長い歴史があり，KraepelinやBleulerらの考えた治療法は，統合失調症の作業療法を主としたものが多かった．作業は統合失調症者のレベルに合わせ，単純な作業から，やがては1つの作品（椅子や机，食事，洋服）をつくるという高いレベルまで用意されており，時にはス

ポーツも統合失調症者にとってはきわめて重要な作業療法であるといえる．昨今はパソコンも，なじみやすい作業療法となっている．

作業療法には，精神分析的方法，行動療法，人間学的方法，発達理論的方法があるといわれている．精神分析的には，粘土のような芸術的な物を扱うことによって彼らの精神活動を昇華することが重要である．行動療法では，SSTやロールプレイによって，会話の練習や対人関係のもち方，あるいは社交性の向上などを学んでいく．

SSTは，現在日米いずれでも非常に広がっており，国内では保険適応となっている．アメリカのR.P. Liberman（リバーマン；1937-）たちが提唱したもので，1983年，筆者が日本に初めて紹介した．今や直接Libermanのもとで指導を受けた人々により，一般化されている．

人間学的な作業療法は，芸術を通じて，崩れた自己をまとめようというものである．発達理論的なものは，幼児から成人までの発達段階を考えて，幼いときには触覚を中心とした作業療法，やがては言語的表現による作業療法，最終的には統合的な作業療法へと向かうものである．触覚とは手で何かをつくること，言葉とは会話や集団療法，あるいは映画や音楽鑑賞といったこと，統合とは一緒に町に出かけていったりすることである．

■復習のポイント
1. 精神病状態の定義について述べよ．
2. 統合失調症の下位分類間の予後の違いについて述べよ．
3. Kraepelin, Bleulerの統合失調症概念の違いについて述べよ．

第10章 依存症

■学習目標
- 依存症の種類を知る.
- 依存と乱用の違いを知る.

A. 依存症とは

依存症には大きく分けて,薬物乱用および薬物依存症,アルコール関連障害,ギャンブル依存症の3つがある.

DSM-IVでは,このうちの薬物・アルコールへの依存を「物質関連障害」(substance-related disorder)のなかに位置づけ,ギャンブル依存症などの病的賭博は「他のどこにも分類されない衝動制御の障害」(impulse-control disorder)に属するものとしている.

B. 依存症各論

1. 薬物乱用および薬物依存症

DSM-IVでは,薬物乱用および薬物依存症を物質使用障害(substance use disorder)として分類し,物質依存(substance dependence)と物質乱用(substance abuse)を明確に分けている.乱用は依存症ほど深刻ではないものをいう.

[乱用の診断基準]
- A. 物質の反復的な使用の結果,仕事,学業,または家庭の重要な役割,義務を果たすことができなくなる.
- B. 身体的危険のある状況でも物質を反復使用する.
- C. 反復的に物質関連の法律的問題を引きおこす.つまり逮捕される.
- D. 物質乱用によって,持続的・反復的な社会的または対人関係の問題が生じる.

[依存の診断基準]
- A. きわめて物質に対する耐性が強くなっている.つまり,
  - ①酩酊または自分の望む効果を得るために,著しく増大した量の物質が必要である.
  - ②物質の同じ量の持続的使用により,その物質の効果が減弱している.
- B. 離脱症状(禁断症状)
  - ①その物質に特徴的な離脱症候群がある.
  - ②離脱症状を軽減したり回避するために,同じ物質を摂取する.つまり,その物質を再び使用すると離脱症状が消失する.
- C. その物質を当初考えていたよりも大量に,またより長い期間しばしば使用している.
- D. 物質使用を中止または制限しようと持続的に努力するものの,結局は不成功に終わる.
- E. その物質を得るために必要とする行動,または物質の使用時間やその物質作用からの回復などに費やされる時間が大きい.
- F. 物質使用のために,重要な社会的職業的または娯楽的活動ができない.

G. 精神的または身体的問題がその物質によって持続的または反復的におこり，悪化しているらしいことを知っているにもかかわらず使用を続ける．

ここでいう物質とは，薬物であれば，アヘン類，モルヒネ，ヘロイン，ソセゴンなどの麻薬類，覚醒剤のアンフェタミン，中枢神経抑制薬としてバルビツール系薬物，ベンゾジアゼピンを指し，さらにアルコール，幻覚剤のLSD，揮発性有機溶剤のシンナーなども含む．

[原因] 薬物乱用や依存を生じる人は，パーソナリティ障害，特に反社会性パーソナリティ障害が大きく関与している．また，うつ病とも関係している．つまり，この両方が危険因子と考えられる．反社会性パーソナリティ障害が薬物乱用と結びつくのは，衝動的に快感を早く手に入れたい，嫌なことを忘れたいということによる．うつ病者は，うつ気分をなるべく早く消失させたいという動機から，乱用に至ると考えられる．また，境界性パーソナリティ障害（ボーダーライン）の人もうつ気分のほかに衝動性が備わっており，当然多くの乱用がみられる．

わが国では，反社会的な傾向を帯びたやくざやそれに近い人たちに一番多いのだが，青少年の場合は，そのような人たちと結びつきつつ，独自の文化，つまり集まって覚醒剤や阿片を使い性的な行動を誘発し，その快楽を高めるために使うことが多い．崩壊家庭のこともあるが，普通の家庭の子でも，気の弱い依存的な青少年は友だちに誘われて乱用・依存を引きおこすことがある．家族も気づかないことがあるが，気づいたら覚醒剤グループから本人を引き離す必要がある．それができるかどうかが，立ち直れるか否かの鍵である．

一方，遺伝的な原因を示す資料が最近多く報告されている．

[治療] 基本的には入院が一番好ましい．外来治療では，たとえばアルコールの場合にはAA（alcoholic anonymous）という断酒会に参加することを前提とするのだが，薬物にはAAに近い組織がほとんどない．

そもそも薬物乱用・依存を治療するには，その物質を身体内から取り除き，それが正常であるということに慣れさせるのが必須条件である．その意味では入院が望ましい．しかし，入院によって治癒する薬物乱用・依存者の数は少なく，退院とともに，もとに戻ってしまうことが多い．

症例 1

覚醒剤中毒の52歳の男性は作家であった．よい作品をつくるためにうつ気分になりたくない，精神を高揚させたいと薬物を乱用し，依存症に進行してしまった．薬物を摂取しないと離脱症状が現れ，さまざまな自律神経系の症状，手の震え，汗をかく，心悸亢進などが出現し，時に幻覚がみられた．

しかし，わが国は薬物依存に対する取り締まりがきわめて厳しい．彼は警察に逮捕されて初めて，立ち直ることができたのである．

2. アルコール関連障害

アルコール関連障害（alcohol-related disorder）のなかのアルコール依存・乱用の診断基準は，薬物の場合と同様である．

[治療] アルコールをやめた人は，「自分からやめる決心をした」という人が圧倒的で，次いで病院，さらにAAという自助グループへの参加という順位になっている．つまり，60％前後は自分の意志でやめており，その意味では「AAにどんな意味があるのか」ということになるが，10％前後の人がAAでやめられるならば，日本中のアルコール依存者数を考えたとき，大きな意味があるといえよう．

なお，断酒剤もあり，それを朝飲むことによって，その日，もしアルコールを飲むと，吐き気がしたり気分が悪くなるので，断酒が期待できるというものである．

ただし，アルコール依存症というレベルになれば，離脱症状はきわめて激しく生命の危険を伴うので，アルコール依存症病棟に入院し，物理的に

アルコールを断つ必要がある．

[本人と家族の注意]　本人にその害を科学的に正確に伝えなければならない．飲酒が続けば，離脱症状によるさまざまな自律神経系の混乱や，振戦・せん妄，あるいはアルコール性認知症，幻覚症などが生じることを説明し，その危険性を自覚させる．

家族は，このような知識をもつとともに，AAに参加するよう本人に働きかける．また執拗にアルコールをやめさせようと強制するよりも，アルコールが家族を崩壊させる出発点になることを理解させ，自らやめるようすすめるべきである．

[予後]　さまざまに報告されているが，D.W. Goodwin（グッドウィン）は次のように総括している．

A. 1つの治療法が他の治療法より有効であるという証拠は皆無である．
B. 治療することが治療しないよりもよい予後をもたらすという確証はない．
C. 患者の特性，つまり結婚しているか否か，安定した職業に就いているか否か，経済社会階層の高さなどが，治療内容よりも予後の良否を決定する．
D. 入院治療よりも，外来で治療を受けた者のほうが予後がよい．

このように悲観的な報告を出しているが，前述したように，アルコールの場合は自分でやめる人が圧倒的で，治療によって治る率はそれに比べると低いことは事実である．

症例 2

47歳の大学助教授がアルコール依存症で入院してきた．アルコール依存症の男性は非常に愛情欲求が強い．精神分析的にいえば，口唇期の問題をかかえているといってよいかもしれない．その甘えから女性に過度に接近し，妻がいるにもかかわらず「結婚しよう」とせがみ，それを筆者が止めたところ怒って勝手に退院した．そして，アルコールを飲んでいるのが明らかな状況で電話をかけてきて，筆者を罵倒し「自分は大学助教授だ，お前のような一医者に助言されるような立場ではない」などと言っていた．

やがて本格的に治そうと，アルコール依存症の専門病院に入院した．しかし，治療プログラムの3か月が終わり，やっと退院したという矢先に自殺してしまった．

3. ギャンブル依存症

本症はきわめて増えており，わが国では特に主婦のパチンコ（パチスロ）依存症が注目されている．DSM-IVでは病的賭博（pathological gambling）という用語を当てている．

[診断基準]
A. 当然のことながらギャンブルに夢中になっている．
B. 自分が望むような興奮に達するために多くの金をつぎ込む．
C. ギャンブルをやめようとしたり抑制しようとしても，再三失敗に終わる．
D. ギャンブルを減らそうとしたり，やめようとすると落ち着かなくなり，いらいらしてしまう．
E. ギャンブルをすることで自分の問題，あるいは自分のうつ的な気分から逃れようとする．
F. ギャンブルでいったん金を失ったとしても，翌日，それを取り返そうと再三チャレンジする．
G. ギャンブルにまつわることで，家族または治療者に嘘をつく．
H. 金のからむギャンブルで，非合法的あるいは詐欺まがいの行為がみられる．
I. ギャンブルによって自分の対人関係や仕事，あるいは自分の経歴を損なう．
J. ギャンブルによって自分の経済状況が悪くなり，それを補うために他人から金を貰おうとする．

この10項目のうち5つないしそれ以上に該当すれば，病的賭博として扱う．

アメリカでは1～3％の人が当てはまる．全般的に男性が多いのは当然であろう．

[本人と家族の注意]　本人を説得するのは容易なことではない．なんらかの出来事，失敗がなければやめないことが多い．うつ的なものがあれば，

それをきっかけに心理療法を進めることができる．

家族全員で話し合い，当事者個人の秘密にしないことが大事である．そして「1週間に1回ならパチンコはいいだろう」，「競馬も1月に1回ならいいだろう」というように，家族が規制すべきである．またうつ状態や，仕事がないためのいらいら感のコントロールにも注意すべきである．

[予後] 多くはうつ状態が伴うので，その改善によって治ることはありうる．しかし，その他のケースはだいたい慢性的な経過をとり，予後も決してよいとはいえない．

症例3

ある大手銀行の38歳のサラリーマンは，この2年間，欠勤がきわめて多かった．時には奥さんが「風邪をひいて」と連絡してくることがあるにしても，だいたいは無断欠勤であった．上司が彼に理由を聞いたところ，意外に淡々と「パチンコに夢中で，新しいパチンコ店が開くときには，2時間かかろうが3時間かかろうが朝早く行き，パチンコをしてしまうのです」と打ち明けて，筆者の外来に来た．

銀行ではエリートでありながら，なぜパチンコに夢中になったのであろうか．彼の場合，大幅な出世はもはや見込めないとわかってしまい，会社の仕事がおもしろくなくなったのが主たる原因であった．彼はパチンコをすることに罪悪感をもっていたが，「パチンコのスリルに負けていた」と述べている．

彼は「パチンコに夢中になることを避けるため」と自ら入院した．彼とよく話してみると，挫折感と，そこから生じたうつ気分がきわめて強かったので，抗うつ薬による治療を行ったところ功を奏した．精神療法もうまくいくにつれ，彼はパチンコ依存症から離れることができた．

C. 理学・作業療法との関連事項

依存症の人たちも，きわめて治癒率は悪い．アルコールにしろ覚せい剤にしろ，全体の治癒率は全体の20％前後と考えてよいであろう．したがって，ほとんどの人が入退院を繰り返し，自分の人生や家庭までも崩壊してしまうことが多い．そのため入院時からの計画的な治療が望まれ，そのなかには当然，作業療法が組み込まれる．彼らは必ずしも作業療法を好む人たちではなく，好きなようにブラブラしていたいのだが，それを一貫した作業療法に取り込むよって自分を見つめ，社会で働く意欲を引きおこすという効果がある．また，ギャンブル依存症患者はどちらかというと孤独な人が多いだけに，他人との交流を学ぶという点からも作業療法は欠かせない．

■復習のポイント
1. アルコール依存症の離脱症状について述べよ．
2. アルコール振戦・せん妄とは何か．

第11章 気分障害

■学習目標
- 双極性障害と大うつ病の違いを知る．
- 認知行動療法について理解する．
- 気分障害と脳内ホルモンの関係を知る．

A. 気分障害とは

気分障害（mood disorder）は，感情障害（affective disorder）または感情病ともいわれる．昨今では，情動性障害（emotional disorder）という用語を使う傾向にある．いわゆる"うつ"と"躁"の気分の変化がもたらす精神障害が主症状である．

DSM-IVでは，種々の気分障害を構成する"気分エピソード"として，①大うつ病エピソード，②躁病エピソード，③混合性エピソード，④軽躁病エピソードの4つをあげている．これらの気分エピソードのうち，どれが該当し，どれが含まれないかをみることで，気分障害の種類を診断する基準となっている．

B. 気分障害各論

1. 双極性障害

DSM-IVでは，二相性躁うつ病のことを双極性障害（bipolar disorder）とし，Ⅰ型とⅡ型に分けている．Ⅰ型とは躁病と大うつ病とが明確に認められるタイプで，Ⅱ型は大うつ病は明確に認められるが，躁病というよりうつ病が軽症な状態といえる．

発症のピークは，30歳という大うつ病に比し，比較的若い段階で生じる．男女差はない．

［症状］双極性障害におけるうつ病と単相性うつ病の違いについて，さまざまに論じられているが，今のところ明確な違いがあるとはいいがたい．しかし，双極性障害のほうが慢性化しやすく，うつ病相のときには不眠よりも過眠傾向が強く，また食欲低下よりも過食がよくみられる．大うつ病と同じように，2/3が自殺を考え，10％前後が自殺する．また，アルコール乱用やパニック障害，身体化障害，心身症，特に十二指腸潰瘍や過敏性大腸炎などがよく併発する．

躁病相のときには，多弁，多動，陽気であると同時に誇大的な面もある．他方，不機嫌なことも多く喧嘩も多い．あまりにも躁状態がひどくなると滅裂思考に近くなり，統合失調症（精神分裂病）との鑑別が問題になる．彼らは「自分の考えが自然に湧いてきて止まらない」と言うことが多く，観念奔逸ともいう．行為として現れる場合には，行為心迫という．躁病のときには気分が爽快であるように思うが，実際は行動化傾向が強く衝動が強いので，自殺率は高い．

なお，躁病だけの場合も双極性障害と呼ぶ．経験的に純粋な躁病はないからである．

［躁病の診断基準］〔うつ病の診断基準は「大うつ病性

障害」の項（☞ 64 ページ）参照］

A. 気分が顕著に高揚し，それが最低1週間以上持続する．爽快な気分のことが多いが，他方でいらいらし，怒りっぽい状態もみられる．
B. 躁状態のときに，以下の7つのうち3つないしそれ以上が認められる．
  ①自尊心の肥大
  ②睡眠欲求の減少．つまり睡眠が2〜3時間でよかったり，まったくとらなくてもよいことがある．
  ③普段よりも多弁
  ④考えが飛ぶように湧いてくる，あるいは走るように湧いてくると訴える．
  ⑤ちょっとしたことで注意力がそらされ，集中力が失われる．
  ⑥ある目標で活動しようとしても，それが持続できない．
  ⑦夜，遊びに出かけたり，高い買い物をふんだんにしたり，高い金をかけてギャンブルをするなど，享楽的な活動に夢中になる．
C. 混合性エピソードの基準を満たさない．つまり躁とうつの混合状態をみせることはない．
D. 日常生活が大いに損なわれ，他人とのトラブルが多く，また日常の仕事，勉学がまったくできない状態となる．
E. これらは薬物乱用や身体疾患で生じるものではない．

［原因］　原因はまったく不明である．遺伝性は高いが，同時に環境要因も当然あるはずである．しかし，では何が原因かと問われても今のところ見つかっていない．

［治療］　精神療法よりも薬物療法が重視される．特に炭酸リチウムが第一選択である．しかし昨今は，抗てんかん薬のカルバマゼピン，バルプロ酸ナトリウムが有効だという多くの研究があるので，炭酸リチウムが有効でない場合には使ってみるべきである．また躁病のコントロールがうまくいかない場合には抗精神病薬，たとえばハロペリドールなどを使うのは当然である．

［本人と家族の注意］　本人には，躁のときにいかに自己抑制できるかが重要であることを認識させる．一方，うつのときは，必ず回復するので悲観する必要のないことを自覚させることが大切である．

　家族は躁のときにそなえて，普通の状態のときにそれなりの注意をしておくことである．男性ならば，たとえば毎日夜になると出歩いてしまう，パチンコやギャンブルに夢中になる，女性に夢中になるといったことをしないように，女性の場合には，買い物で何百万円も使ったり，人の家に勝手に入り込んで話し込むなどということはしないように，あらかじめ「こういうことはしないように」とセッティングすることが重要である．

　うつのときは本人は苦しいので，「今は大変なのだから静かに休んでいたほうがいいよ」とそっとしておく．批判がましいことを言わないことが重要である．

［予後］　うつ病（大うつ病）よりも悪い．炭酸リチウム投与で治療と予防をはかるが，現実には十分にコントロールできない．I型の場合，予後良好は15％，45％は予後は良好だが再発を繰り返す．30％は部分寛解し，10％は慢性化する．

症例 1

　32歳の女性が躁病で入院してきた．非常に多弁で化粧も厚く，「新しい考えがどんどん湧いてくるので，早く自分の事業を起こしたい」と言い，入院を硬く拒否した．それでも家族と医師の強い説得で入院に同意した．夜はいつまでも寝ず，ごそごそと自分のベッドで何かを探したり，人に話しかけたりし，多くの患者から苦情が出された．睡眠は3時間くらいしかとらなかった．

　ある日，勝手に病院を飛び出て，道路を歩いている見知らぬ人に平気で話しかけ，仲よくなってその人の家へ上がってしまったことがあった．さらにデパートへ行き，200万円の宝石をカードで買い，兄弟に厳しく叱られたこともあった．

　徐々に落ち着き，1か月半ほどで普通に戻り，その状態が1か月続いた．しかし今度は深刻な大うつ病になり，食事もわずかしかとれず，ほとんど寝てばかりであったが，眠りは浅い．躁状態のときの自分の行動を反芻して罪悪感をもち，死の願望を強く抱いていた．そこで抗うつ薬を投与し，およそ1か月半でまた普通に戻った．彼女はおよそ

1か月半ごとに躁とうつが規則正しく生じる双極性障害であることがわかったので，炭酸リチウムを投与したが，十分にコントロールすることはできなかった．また，カルバマゼピン投与も効果はなかった．結局，躁とうつの波を心得た生活を覚えるという形で退院したが，退院後も双極性障害の波は続いている．

2. 大うつ病性障害（うつ病）

うつ病は DSM-IV では大うつ病と呼ばれ，うつ病相しかみられないものを大うつ病性障害（major depressive disorder）という．従来，"躁うつ病"という名のもとに，うつ病と双極性障害が一緒に扱われていたことがあるが，現在では明確に分けられている．

生涯有病率は，アメリカでは15％，女性のみではさらに多く25％にもなっており，外来では最も多い病気である．発症年齢は，アメリカでは40歳がピークといわれているが，わが国では40～60歳と考えられている．

[症状] 大うつ病には，うつ気分に一致して精神病像を伴うことがある．罪責妄想や貧困妄想，あるいは軽い被害妄想などで，これは"うつ病像を伴う大うつ病"（精神病的うつ病）と表現されている．

[うつ病の診断基準]
A. 抑うつ気分または興味および喜びの喪失がみられ，かつ以下に述べる9つのうち5つないしそれ以上が，2週間以上存在する．
　①自分自身，うつ気分がきわめて強いと表現する，あるいは他人の観察によってうつ気分が明らかに認められる．
　②1日中，ほとんど毎日すべての活動への興味や喜びが減退している．
　③食事療法をしていないのに，著しい体重減少あるいは体重増加がみられる，または食欲の減退，または増加がみられる．
　④不眠または睡眠過多
　⑤精神的な焦燥感や，逆にまったく何もしないでじっとしているといった制止がみられる．
　⑥ほとんど毎日，疲労感や気力の減退がみられる．
　⑦自分に対して無価値観や罪悪感がみられる．
　⑧思考力や集中力の減退，または決断困難
　⑨死について繰り返し考える，あるいは自殺を企図する．
B. 混合性エピソードの基準を満たさない．
C. 日常生活が大いに損なわれ，日常の仕事，勉学ができない状態となる．
D. これらは薬物乱用や身体疾患で生じるものではない．

[原因] 脳内のノルアドレナリンとセロトニンの関与がきわめて有力視されており，さらにドパミンの関与も取り上げられている．

[治療] 治療しなければ半年から1年以上持続するが，治療すれば3か月前後で軽快する．

薬物療法は三環系抗うつ薬と SSRI が主体となる．精神療法は Beck の認知療法がきわめて有効なことがわかっている（➡ Advanced Studies ①）．抗うつ薬と精神療法の併用が，それぞれ単独に行うより有効である．なぜなら，うつ病になりやすい人格傾向がみられるからである．うつ病者は概していろいろなストレスや生活上の出来事に影響を受けやすいので，それらに対応する能力を精神療法で身につけることが重要である．

また，昨今は Beck の認知療法と並んで Klerman（クラーマン）の対人関係療法が取り上げられている．つまり，幼児期から対人関係にさまざまな障害があり，それが成人に至って顕在化し，うつ病が生じるとの考えに基づくものである．認知療法も認知行動療法に移行しており，認知の歪みだけでなく，うつを軽快させる行動のレパートリーも見つけようとするものである．そのほかに力動精神療法，家族療法などがよく行われる．

症例 2

48歳のサラリーマン．妻を癌で亡くしたのち，3週間ほどして大うつ病の症状を呈して外来にやってきた．依存

的な性格で寂しがり屋である．自立した生活が困難だっただけに妻の死は大きな打撃となり，子供が2人いるもののその世話をすることができなかった．また会社に行こうにも朝起きられず，食欲もなく疲労感が強く，うつ気分も強いため布団から出ることができず，ようやく夕方になって起き上がるものの，それが精一杯という毎日だった．

集中力も低下し新聞が読めない，テレビも見られない状態で，いかにも苦しいという顔で，ぽつぽつと話をするのみであった．自殺念慮が強いので，外来で1日おきにアナフラニールの点滴をしたところ，2か月ほどで改善し，3か月目から会社に行けるようになった．しかし4か月目に再発してしまった．そのときも点滴療法で回復し，再び出社が可能となったが，生活環境がよくないだけに，この患者の依存的な性格を考えると，今後も再発は十分考えられる状況である．

Advanced Studies

❶ Beck（ベック）の認知行動療法

Beckの認知療法は，現在，認知行動療法という形になっている．Beckは，うつ病になるのは，小さいときから自動的な否定思考をもっていて，ストレスが高じると，それがいっそう強まり，うつ病に至ると考えた．また，その自動思考のなかには認知操作という，うつ病になりやすい過大視や過小視，自己関連づけなど，認知のパターンが存在すると分析した．

このような認知操作を具体的に治療のなかで取り上げ，それを妥当なものに是正していく．たとえば，わずかなことから自分を一挙に否定的なものとする思考パターンは，うつ病に至りやすいものである．ちょっとの失敗を「どうせ自分が馬鹿だから」と考えてしまうことは，たった1つの小さな失敗から，自分という大きなものに「馬鹿」というラベルを貼ることであり，卑小視（あるいは逆からみると過大視）ととらえることができる．このような自動思考を随時取り上げて，是正していくのが認知療法の基本である．

また行動療法とは，うつ病の患者が元気になる行動パターンは何であるかを探し当て，それを進めることで，うつとは反対の方向に心を向かわせる方法である．

以上を認知行動療法という．Beckは認知行動療法単独のほうが，薬物療法によるよりも治療効果が高いと述べている．

3. 気分変調性障害

気分変調性障害（dysthymic disorder）は小うつ病ともいわれ，大うつ病に至らないが慢性的に不機嫌状態が続くものを示す．かつては"抑うつ神経症"といわれていた．人口の3～5％ほどにみられる．一般には慢性型小うつ病とみてよいが，時には大うつ病の初期症状と考えられることもある．

大うつ病との合併もみられ，大うつ病の患者のおよそ40％は気分変調性障害ももっており，二重うつ病（double depression）と呼ばれている．

［診断基準］
A．抑うつ気分がほとんど1日中存在し，それがない日もあるがある日のほうが多い．そしてそれが少なくとも2年間続いている．
B．抑うつのとき，以下の6つのうち2ないしそれ以上がみられる．
　①食欲減退，または過食
　②不眠または過眠
　③気力の低下，または疲労
　④自尊心の低下
　⑤集中力の低下，または決断困難
　⑥絶望感

［原因］　本症はいわば"慢性軽症うつ病"に近いもので，心理的ストレスが関与している割合は大うつ病よりも大きいが，生物学的な要因は大うつ病とさして変わらない．つまり大うつ病などの感情障害の一類型であり，大うつ病をより軽症慢性化したタイプとみても大きな誤りはない．

［治療］　大うつ病とほぼ同じで，認知療法，行動療法，力動精神療法，対人関係療法，家族療法，薬物療法などが行われる．

［予後］　慢性的な形をとることが多いので，その意味では予後は悪いといえるが，大うつ病ほどの苦しさはないので，症状自体は軽いともいえる．しかしまだ十分な調査が行われていないので，予後について十分言及することはできない．

症例 3

　26歳の男性がうつ気分と食欲減退，不眠，気力の低下，疲労，自尊心の低下，集中力の低下を主訴に来院した．しかしその訴え方がきわめて多弁で，大うつ病者にみられる抑制的なものがなく，焦燥感もそれほど強くはない．症状はすでに2年以上続いており，発症の機転は4年間つき合っていた女性との恋愛の破綻であった．彼女との別れ方に納得できずにこだわった結果，気分変調性障害に至ったのである．

　三環系抗うつ薬を投与し，支持療法と時には力動精神療法で次第に改善し，およそ4か月で軽快した．

C. 理学・作業療法との関連事項

　気分障害の人たちは，うつの状態で体の動きが乏しく，じっとしていることが多い．したがって，体を動かす刺激が必要とされる．もちろん，"うつ"がひどいときには，そのまま寝ているほうがよいのであるが，幾分回復して動き出したときには，作業療法に導くのが常識である．彼らはうつから開放されると，きわめて真面目に何かに取り組みたいと思うものであり，木工，料理，洋裁やパソコンなど，いずれにしろ，こつこつと身につけていくことが大好きである．したがって，こういう作業療法でさまざまなメニューを用意することによって，彼らの気分に勢いがつき，うつからの早い解放が期待される．

　躁状態のときには，作業療法の刺激や人がいることの刺激によって躁がいっそうひどくなるので，作業療法は適応ではない．

■復習のポイント
1. 双極性障害の薬物療法について述べよ．
2. 大うつ病の原因と薬物療法について述べよ．

第12章 てんかん

■学習目標
- てんかんの原因を知る．
- てんかん発作の種類を知る．
- てんかん脳波の特徴を知る．

A. てんかんとは

てんかん（epilepsy）は，神経細胞の過剰な放電によっておこる一過性，発作性の生理学的な障害である．発作型により，全般てんかんと部分てんかんに分けられる．

全般てんかんでは，強直-間代性痙攣が最もよくみられる．まず四肢の筋肉が硬直して伸び，やがて痙攣をおこし，意識が消失してしまう状態である（大発作）．また，数秒から数分の意識消失だけがみられるものを小発作といい，通常は5～7歳ころから始まり，思春期に終わることが多い．

部分てんかんは脳の一部だけが発作状の波を見せるもので，側頭葉発作が最も有名である．精神運動発作とも呼ばれており，数分から数日という長さの発作を示す．本症は自動症といって，行動がある種の一貫性をもってなされるが，本人はまったく意識がないという症状もある．時には，統合失調症（精神分裂病）さながらの幻覚妄想状態に至ることもあり，統合失調症と誤診されることもしばしばである．

B. てんかんの臨床的特徴

[原因] 外傷から生じるもの，遺伝的なもの，さらに原因不明なものに大きく分けられる．

[診断] 脳波がきわめて有力な武器である．臨床上の発作と照らし合わせることで診断がつくと同時に，全般てんかんか部分てんかんかも判別可能である．脳波異常は，鋭い波とその後のゆっくりした徐波がみられる棘徐波が決め手となる．

[治療] フェニトインやカルバマゼピンなどの抗てんかん薬による薬物療法が主体となる．

[本人と家族の注意] 薬がうまく見つかれば十分に治癒するので，あまり悲観することはない．ただし，指示どおりにきちんと服薬することが重要で，自分勝手にやめることが再発の最も大きな原因となっている．

[予後] 幼児期のてんかんは思春期・青年期に治ることが多い．しかし，頭部外傷後のてんかんや青年期に生じたものは，いささか治りにくい．

症例 1

非常に怒りっぽい男性が入院してきた．会社で喧嘩をして，社会不適応ということで家族が精神科に入院させたのである．

ある日，彼は大声を出して仁王様のように歩き出したので，急いで彼に声をかけてみたが，まったく応答がみられなかった．このことで筆者は，精神運動発作であると確信できた．実際に脳波をとってみると，前頭葉から側頭葉に

かけて棘徐波が認められた．

　この症例の場合，抗てんかん薬でコントロールすることができるようになった．

C. 理学・作業療法との関連事項

　てんかんは通常，薬物療法が主であり，作業療法を行うことはない．しかし，てんかんが幼児期からおこっている場合には，てんかん性の認知症が生じてきたり，社会生活ができないほどの脳の障害がみられることもある．そのような人たちには，社会復帰の意欲を高め，知的刺激を与えるためにも，作業療法は重要である．

■復習のポイント
1. 棘徐波とはどんな脳波か．
2. 側頭葉てんかんとその症状について述べよ．
3. 大発作とは何か．

第13章 睡眠障害

■学習目標
- 睡眠・覚醒リズム障害の概要を知る.
- ナルコレプシーの概要を知る.

A. 睡眠障害とは

睡眠障害（sleep disorder）の代表的なものには，不眠症，過眠症，睡眠・覚醒リズム障害，夢遊病，ナルコレプシーがある．以下，これらについて述べる．

B. 睡眠障害各論

1. 不眠症

人の睡眠時間はさまざまであり，3時間でも平気というナポレオン並みの人を筆者は今まで3人診ている．確かに体重が減ることもなければ本人の疲労感もないので，その人にとっては普通であることがわかる．しかし，大多数の人は平均7〜8時間寝ないと休息はとれない．したがって，それよりも短い時間しか眠れない場合を不眠症（insomnia）という．

不眠症のなかには，入眠困難，つまり寝つきが悪いのと，眠りを持続することが困難であるという2種類がある．うつ病の不眠症では重症な人ほど朝早く目が覚め，その後眠れないことが多い．

2. 過眠症

過眠症（hypersomnia）は，肉体が疲労しているわけでもないのに，過眠が日常よくみられる状態をいう．過眠症の原因には睡眠時無呼吸が多い．横隔膜の動きが悪くなった高齢者で，肥満に多い．

その他，ストレスにより過眠症になることもあるし，不登校や出社拒否の過眠症は，日常よくみられるものである．

3. 睡眠・覚醒リズム障害

持続的・反復的な睡眠リズムが分断され，日常生活での睡眠・覚醒のリズムに合わない睡眠状態を概日リズム睡眠障害（circadian rhythm sleep disorder）という．過剰な眠気や不眠が生じる．

最近，脳の松果体の障害によって，睡眠・覚醒リズムがおこるといわれ，松果体ホルモン（メラトニン）を投与することがある．不登校の一部には，この原因によるとみられるものがあり，メラトニンによる薬物治療が時に効を奏している．

4. 夢遊病

厳密には睡眠時遊行症（sleepwalking disorder）というが，意識がないまま歩き回り，しかもそれ

を本人が忘れてしまっている状態である．時には複雑な動作がみられ，洋服を着たり風呂に入ろうとしたり，あるいは車でどこかへ行ってしまうことすらある．

子供では，学校で嫌なことがあると，夜中に突然目が覚めて喧嘩の格好をしてみたり，ぶつぶつ独り言を言って歩き回ることがある．大人でもその傾向の強い人は頻繁におこす．

5. ナルコレプシー

稀ではあるが，昼間突然眠気に襲われるナルコレプシー（narcolepsy）という病気がある．睡眠発作とともにゆったりと倒れていく脱力発作がみられる．そのときに幻覚を見ることもある．成人の0.02～0.16％におこるとされ，家族性に発症することが多い．本症はてんかんでもなければ心因性障害でもない．

成人では仕事に就くことが容易ではなく，また治すのも簡単ではないため，かなり厳しい病気といえる．ただし，睡眠発作は危険ではない所でおこることが多いので，ある種の判断が働いているともいえる．

[治療]　メチルフェニデートという精神刺激薬を使うことが多いが，抗うつ薬もよく使われる．

C. 理学・作業療法との関連事項

睡眠障害と理学・作業療法との関連はあまり深いものではない．ただ，ナルコレプシーは，突然身体が崩れ落ちるように，幻覚を伴って眠ってしまう発作であるが，これにも精神的なストレスがかなり関与しており，退院する前に作業によってストレスとしての負荷を課すために作業療法を利用することは，理にかなっているといえる．

■復習のポイント
1. ナルコレプシーの症状を説明せよ．
2. 睡眠・覚醒リズム障害と不登校の関係について述べよ．

第14章 性障害

■学習目標
●性障害の分類を知る.

A. 性障害とは

性障害（sexual disorder）には，性機能不全による障害のほか，性同一性障害，性嗜好異常が含まれる.

ここでは，性同一性障害と，いくつかの性嗜好異常をピックアップして述べてみる.

B. 性障害各論

1. 性同一性障害

性同一性障害（gender identity disorder）とは，男性でありながら女性としての傾向が強く，「自分は女性なのだ」と感じていたり，逆に女性が「自分は本来男性である」と感じるように，自分の性に納得していない場合をいう.

性転換症（transsexualism）は，症状がもっと進行し，性転換手術を望むレベルである．現在，日本ではかなり性転換をしており，それは，法律上認められ，名前の変更もしている.

[治療]　幼ければ幼いほど行動療法の効果があり，改めることが可能だが，青年期になってからでもかなり功を奏する．つまり，本来の性と違う振る舞いをしたら，その1つ1つを是正していく.

子供の場合には，男の子が女性的な遊びをしたらそれをストップさせ，男性的な行動をしたら誉めることによって，かなり治療することが可能である.

2. 性嗜好異常

性嗜好異常（paraphilia）とは，普通人にみられない性的行動をとる場合をいい，次のようなものがある.

a. フェティシズム

フェティシズム（fetishism）は，すべての男性にある程度みられるものだが，それが極端になると女性の靴や下着などにしか性的興奮をおこさない人が出てくる．時に大量の下着類を集め人をびっくりさせたり，下着を盗み犯罪者として逮捕されることもある.

b. 近親相姦

アメリカでは父親から娘へのレイプ，つまり近親相姦が多く問題になっている．わが国ではそれほどではないが，アメリカでは女子の19％，男子の8.6％が子供時代に近親相姦に近い関係があったと報告されている.

c. 小児性愛

小児性愛（pedophilia）とは，小さい子供にしか性的な愛情が湧かないもので，ギリシア時代に

は一般的にみられたといわれている．同性愛的なものと異性愛的なものとがあり，また，単に子供に触れたり頭を撫でたりするだけで満足する人から，子供の性器をいじったり性的交渉に近いところに至る人までいる．日本でも，この問題は犯罪上大きな問題になっている．

d. 窃視症

窃視症（voyeurism）とは，相手に知られることなく裸の女性を見ようとすることである．公園での男女の性的行為を覗き見たり，時には部屋での性行為を覗き込む人もいる．窃視症は男性が主である．

e. 露出症

露出症（exhibitionism）は，自分の性器を女性に見せ，その驚く様で性的興奮を覚えるものをいう．実際にその女性に性交渉を求めるのではなく，驚かすことに興奮を覚えるのである．そして，性器を露出している間にマスターベーションをしたり，見せたときの女性の驚きを思い出してマスターベーションを行うことも多い．

f. 性的サディズム・マゾヒズム

性的サディズム（sexual sadism）とは，生きている動物や人間に痛みを与えたり，苦しめたりすることで性的喜びを強く感ずる人たちをいう．性的マゾヒズム（sexual masochism）は，逆に自分が痛めつけられることによって性的興奮を覚える人たちである．サディストかマゾヒストかは，だいたい決まっており，どちらかというとマゾヒストのほうが多い．

この人たちのなかには，実際に人を傷つけることによって性的興奮を覚える人もいる．

■復習のポイント
1. 性同一性障害の治療について述べよ．

第15章 子供の精神障害とその周辺

■学習目標
- 精神遅滞と知能指数の関係を知る．
- 学習障害の種類を正確に知る．
- 注意欠陥/多動性障害の症状と原因を知る．

子供の異常について，本章では精神遅滞や自閉症など子供自身の異常とともに，社会的背景と切り離せない子供の障害，そして近年急速に増えている児童虐待についてもふれる．

A. 子供の精神障害各論

1. 精神遅滞

知的機能が知能検査でIQ 70またはそれ以下のIQであること，同時に日常の適応能力が顕著に低下しており，人とのコミュニケーション，自分自身のケア，家庭生活，社会生活，対人的能力などが顕著に低下するもので，発症は18歳未満であることが，精神遅滞（mental retardation）の診断基準である．

症例1

チックということで小学校4年生の男子が母親とともに外来にやって来た．よくみるとさまざまな身体のチック（モーターチック）がみられると同時に，声のチック（ボーカルチック）もみられた．これはTourette（トゥーレット）症候群といわれるものである．治療を開始したが，なかなか改善しない．ふと思いついたのがIQテストで，調べたところ70程度であった．70程度で普通のクラスにいるのは大変なことで，それが大きなストレスであることはいうまでもない．本人にそのことを聞いても曖昧な返事しかない．母親に聞くと「とんでもない．うちの子はそんな知能の低い子ではない」と，とりつくしまもなかった．

しかし現状が見えてくるにつれ，Tourette症候群の原因は，IQが低いにもかかわらず母親が勉強を無理にさせ，塾に行かせ，それでいてクラスの下位のほうにいることにいたたまれず，いっそう勉強を強いたためだったことがわかった．その大きな理由の1つには，父親が会社で出世もせず，母親の理想の夫ではなかったということが背景にあった．したがって，自分の息子に大きな期待をかけていたのである．しかし残念なことにIQが低く，母親の期待に応えるどころか普通の授業にもついていけないレベルである．これでは，神経症的なTourette症候群が出てくるのも無理もないと思われた．そのことを母親にじっくり話すと，母親は涙ながらに「私も実は息子の知能が低いのではないかと感ずいていたのですが，認めたくなかったのです」と話した．しかも，このTourette症候群の原因が自分の圧力によることもうすうす感ずいていたという．ここまで経過が分かると治療しやすく，Tourette症候群は2～3か月後にきれいに治った．

その少年は実に恥ずかしがりやで，かすかな声しか出さず，会話にはならなかった．そしていつも受け身的で，その点でも問題があった．精神遅滞の子供たちはIQの低さのためにいろいろな場面で適応能力が低く，神経症的な症状や精神病的な症状，時には非行的ないたずらをすることがある．しかし静かな日々を送る子供も多い．

2. 自閉症

自閉症の原因には遺伝や周産期の異常が多いとされているが，なお十分に解明されていない．60%は予後不良で，20%以上は悪化するといわれている．しかし早期に治療を行えば，早期であればあるほど，予後はよい．自閉症は先天的な要素を含んでいるとはいえ，早期治療が有効なことは間違いない．

DSM-IVの分類では，「広汎性発達障害」のなかの自閉性障害（autistic disorder）として位置づけられている．

症例 2

小学校6年生に相当する自閉症の子供が外来に来たが，じっとしておらず，まったく喋らず，言葉にならない言葉，叫び声を発するのみであった．彼を放っておくと部屋中にいろいろなものを直線上に並べ，それを見ては喜々としていた．話しかけてもこちらの目を見ず，またお母さんの膝に乗るにも，まるで椅子のようにポンと座るだけで，親子の温かい交流はみられなかった．

病院に来るにも自分で道を決め，この道でないと嫌だと駄々をこね，40分ほど時間がかかったという．彼の主張する道は病院とは違う方向に行くのだが，気に入った道に強く固執したのである．やがて急に走りだして，エレベーターで屋上に行ってしまった．追いかけていくと，そこでも自分の思うようにいろいろなものを見つけては並べ，そして叫び，楽しそうにみえた．しかしそろそろ帰らなければならなくなったが，本人はまったく帰ろうとしない．その場面でも本人の固執傾向が強く，お母さんは大変な苦労をしていた．

3. 学習障害

a. 読字障害

読字障害（reading disorder）は通常，小学2年生くらいまでに明らかになるといわれている．読字障害は他の知的能力は高いにもかかわらず，音読の際に間違いが多く，理解力も低下することからわかる．この障害をもつほとんどの子供が読み書きを嫌う．

小学校3年生までに治療を始めないと，その子供の読字は障害されたままとなる．可能性が少しでもあったら，小学校入学以前でも治療を行うべきである．S. Orton（オートン）が開発した治療法は，1つ1つの語の音声を何回も訓練し，やがてその音声単位で構成されている単語や文章をつくる練習をするというものである．

b. 算数障害

その人の全体的な能力に比し，算数だけが顕著に理解できないものを算数障害（mathematics disorder）という．ひと桁の数を数えたり，足し算などの基本的なことすらできないことが多い．通常8歳前に現れるが，6歳のこともあれば，10歳またはそれ以降になって出現することもある．

予後は十分に研究されていない．しかし，解決されなければ高校生くらいになると情緒的な混乱が生じ，うつ病やさまざまな適応障害を示すこともある．

c. 書字表出障害

書字表出障害（disorder of written expression）とは，知的能力からみて，文字を書く能力が顕著に低下している状態をいう．作文などが書けないことから見いだされる．多少遺伝的な傾向があることが指摘されている．小学校早期より文字を書くこと，またその年齢に適した文法を用いて文章を書くことが困難で，書いても文法的な誤りが多い．高学年になっても，話も文章もきわめて幼稚かつ奇妙で，その学年の水準より顕著に劣っている．

治療が早期であればあるほど改善の効果が望まれるが，それ以上の予後はわかっていない．治療は字を書く練習と学習を，毎日根気よく続けることに尽きる．

4. 行為障害

行為障害（conduct disorder）では，他人の基本的人権または社会的規範や規則を侵害すること

がたびたびみられ，それが持続する．

[診断基準]
A. 以下の基準のうち3つが過去12か月の間に存在し，基準の少なくとも1つは過去6か月間に存在したことによって明らかになる．
① 人や動物に対する攻撃性
- しばしば他人をいじめ脅迫し，威嚇する．
- しばしば取っ組み合いの喧嘩をする．
- 他人に重大な身体的危害を与えるような武器を使用したことがある．
- 人に対して身体的に残酷だったことがある．
- 動物に対して身体的に残酷だったことがある．
- ひったくりなど，被害者に面と向かった盗みをしたことがある．
- 性行為を強いたことがある．
② 所有物の破壊
- 重大な損害を与えるために，放火したことがある．
- 故意に他人の所有物を破壊したことがある．
③ うそをつくことや窃盗
- 他人の住居，建造物または車に侵入したことがある．
- 物や好意を得たり，または義務を逃れるため，しばしば嘘をつく．
- 被害者と面と向かうことなく，多少価値のある物品を盗んだことがある．
④ 重大な規則違反
- 13歳未満で始まり，親の禁止にもかかわらず，しばしば夜遅く外出する．
- 親または親代わりの人の家に住み，一晩中家を開けたことが少なくとも2回ある．
- 13歳未満から始まり，しばしば学校を怠ける．

B. この行動の障害が，社会的または職業的機能に著しい障害を引きおこしている．
C. 患者が18歳以上の場合，反社会性パーソナリティ障害の基準を満たさない．

行為障害のなかには注意欠陥/多動性障害が合併していることが多いので，注意深く診断しなければならない．

[本人と家族の注意] 本人には，遊戯療法やグループセラピーを通じて社会的基準，モラル，共感性を習得するように励ます．家族はしつけのけじめをきちんとしておくべきである．暴力に対し自分たちで対応できない場合は，家族以外の第三者，最悪の場合は警察に頼るべきである．

[予後] 重度の行為障害の半分は，反社会性パーソナリティ障害に至るとされている．軽症であれば予後良好で，一過性で終わることが多い．

症例 3

中学1年生の男子．学校でしばしば人をいじめたり，喧嘩をするために学年全体が彼におびえていた．時にナイフを使って脅したり，動物を殺すことも再三みられた．人の物を壊したり嘘をつくこともまた頻繁であった．彼は診断基準の7項目が該当し，行為障害と診断された．

5. 注意欠陥/多動性障害

かつては多動性症候群，微小脳損傷と呼ばれたこともある．原因は今のところまだ不明といわざるを得ない．時に遺伝性がみられるが，脳損傷が認められる率は高い．さらに，ドパミンやノルアドレナリン系の問題を指摘する人もいるし，脳波異常，家庭環境なども指摘されている．しかし，どれも決定的ではない．

[診断基準]
A. 次の(1)か(2)のどちらか．
(1) 以下の"不注意"の症状のうち，6つないしそれ以上がみられ，6か月以上続く．
〈不注意〉
① 学業，仕事またはその他の活動で綿密に注意することができない．または不注意な過ちをおかす．
② 課題または遊びで注意を持続することが困難である．

③直接話しかけられたときに聞いていないように見える．
④指示に従えず，学業，用事または職場での義務をやり遂げることができない．
⑤課題や活動を順序立てることが困難である．
⑥精神的努力の持続を要する課題に従事することを避ける，嫌う，またはいやいや行う．
⑦課題や活動に必要な物をなくす．
⑧外からの刺激で容易に注意をそらされる．
⑨毎日の活動を忘れてしまう．

（2）以下の"多動性-衝動性"の症状のうち，6つないしそれ以上がみられ，6か月以上続く．

〈多動性〉
①手足をそわそわ動かし，または椅子の上でもじもじする．
②教室や，その他，座っていることを要求される状況で席を離れる．
③不適切な状況で，余計に走り回ったり，高い所に登ったりする．
④静かに遊んだり，余暇活動につくことができない．
⑤じっとしていない．または，まるでエンジンを動かすように行動する．
⑥喋りすぎる．

〈衝動性〉
①質問が終わる前に出し抜けに答え始める．
②順番を待つことが困難である．
③他人を妨害し，邪魔する．

B. "多動性-衝動性"または"不注意"の症状のいくつかが7歳以前に存在し，障害を引きおこしている．
C. これらの症状による障害が2つ以上の状況で存在する．たとえば学校と家庭である．
D. 社会的，学業的，または職業的機能に著しい障害が存在する．

[治療] 本症には，よいときには誉める，悪いときには明確に指摘するというメリハリのついた指導が重要である．しかし，信頼関係がなければ，このような指導も十分できない．

周囲から非難されることが多いので，学校で普通の授業を受けるのが妥当かどうか検討しなければならない．ひどい場合は，特別な施設でゆっくり学ぶほうが妥当なことが多い．この障害自体，慢性のものであり，予後は決してよくはないが，年齢とともに落ち着いてくる．

薬物療法としてはメチルフェニデートをまず使うが，次いでカルバマゼピン，ハロペリドールなどを使う．

症例 4
中学2年の男子．家庭内暴力と学校での落ち着きのなさが小学校のころから指摘されていた．特に近所の若者との喧嘩，盗みなどが顕著であり，一方，学校でじっと授業を聞くことが困難で，そわそわ動いたり，歩き回ったりすることがしばしばであった．入院することによって刺激が少なくなり，ようやく落ち着くことができた．しかし人と接するとき，特に新しい人と接するとき，あるいは新しい場所に行くと緊張し，また症状が出てしまうことが多かった．

6. その他の障害

a. 発達の遅れがみられる

精神発達の遅れは周産期障害の結果おこるものと，原因不明の遺伝ないし内因性の原因によるものがある．さらに頭部外傷にもみられる．概して外傷による遅れはきわめて厳しいが，遺伝や内因性のものはあまりひどい知能の遅れは生じない．

b. 言葉の問題がある

自閉症は，「言葉が出せない」，「言葉が単語だけである」，「言葉が不適切に使われている」というのが典型例である．あるいは緘黙症のようにまったく言葉を喋らない例もある．またTourette症候群のなかには汚言症といって，汚い言葉を発作的に吐いてしまうものもいる．

c. 友だちと遊べない

通常よくみられるのは，母親にべったりの分離

不安の強い子供である．つまり保護がないと遊べないのである．のちに不登校ないし回避性パーソナリティ障害につながる危険がある．自閉症，あるいは知的発達遅滞のある子供は友だちと遊ぶことにおびえる．

d. 落ち着きがない

典型的なものが注意欠陥/多動性障害である．また家に問題が多く，安心できる家庭でない場合，いつも落ち着きがなく不安な症状を示す子供が多い．

e. 反抗する

第一次反抗期は2～3歳，第二次反抗期は12歳前後で，この時期，母親や父親から自立しようとしてあえて反抗し，距離をとろうとする．その際に乱暴が生じることもある．しかし，日本には「第二次反抗期がないのではないか」といわれている．母子密着が強く，母親に反抗しようにも反抗する力が不足していたり，反抗しても逃げ場がない，つまり父親のところに逃げようとしても父親は家庭内では心理的不在，また友だち，仲間が少なく，親戚，近所にも頼る人がいないという状況で，反抗できなくなってしまうのである．

B. 社会問題となった子供の異常

1. 不登校

a. 子供の状態

学校に行かないということ，それ自体を精神障害の1つとみなすことはできない．ただし原因をみた場合，小学校低学年では分離不安，つまり母親から離れられないというものが多く，小学校高学年，中学校，高校では感情が乏しく，傷つきやすく，また対人関係が下手な回避性パーソナリティ障害が多い．

さらに自己愛性パーソナリティ障害もある．母子密着のなかで過保護な扱いを受け，「自分は特別な人間である」，「特別な能力，美貌をもっている」と思い込み，人がそのようにみてくれないからと学校に行かなくなるのである．

なお，勉強嫌いで行かない子供もいるが，これは病的とみなすことはできない．不登校児は，時に家庭内暴力をおこしたり，なかには非行に走り，万引き，性行為，覚醒剤，シンナー吸引などがみられることもある．

b. 社会的背景

不登校の実態が調べられているのは義務教育までで，高校のデータはない．今は中学生が最も心理的に不安定であるといえる．つまり学歴社会にあって，高校ではどこの大学に行けるかが，だいたい決まってしまうが，その前に中学校ではどこの高校に行くかという選択にせまられる．それによって自分の人生の岐路が決まるのだと想像し不安定になり，不登校がおこりやすい状況になると思われる．

文部省や教育庁は，不登校の初期には登校刺激（登校を促そうとさまざまな刺激を与えること）を与えてはいけないという方針を出している．しかし，最終的には登校日数が足りなかったり，試験を受けないことを問題にしてしまい，登校刺激を与えており，論理的に矛盾している．しかも，登校刺激を与えないということは見て見ぬふりをすることで，最低3か月もするともはや登校してもまったく授業がわからず，友だちも失い，学校は途方もない恐怖を与える場になる．しかし現在は，文部科学省の通達では，初期からの介入を呼びかけている．

c. 取り組みと治療

したがって，不登校を早めに治療するには，できるだけ学力の低下を防ぐことと友人を確保することがきわめて重要である．つまり不登校の初期，本人が学校に行くか行かないか迷い苦しんでいる間に問題の解決をはかるべきである．いかに早く，

またいかにうまく子供の心や悩みに入るかが重要である．

親が不登校の原因を探ることができればそれが一番望ましいが，実際は専門家でないとなかなかうまくいかないことが多い．むしろ両親は，専門家となるべく早く連絡をとり，同時に家族療法という形で治療者を含んで一緒に話し合うことが重要である．子供が親と話すことを拒否する雰囲気があるなら，あえて不登校の問題は話題にしない．親が淡々としていると，かえって子供のほうから不登校の悩みを打ち明け，解決をはかろうとしてくるものである．

d. 予後

予後は人によりさまざまで，自然に学校に行き出す子供から，数か月前後のカウンセリングを受けて登校を開始する子供もいる．また，自分の部屋に何年も閉じ込もってしまう人もいる．

2. 家庭内暴力

a. 社会的背景

諸外国では親が子供に暴力を振るうのが圧倒的だが，わが国では子供が親，特に母親に暴力を振るうのが一般的である．日本の家庭は戦後，子供を中心に成立している．つまり，子供は生まれただけで家庭の中心であり，父親と争うことなく無条件で母親の愛情を獲得できる．父親には，母親と一緒に子供を教育するという姿勢がなく，母親のみが子供に向かい合うために母子密着を生み，その母子密着のなかでおこるのが家庭内暴力である．

b. 子供と親の実態

家庭内暴力は主に不登校の子供から生じる．家に閉じ込もり始めた子供は，遊び盛りでありながら外で遊ぶことをせず，さりとて社会に出ようにもその自信がない．となると不満の吐け口は勢い母親に向かう．母親もまた悩み，苦しみ，子供のためならば何でもしてあげようと思う．しかし，この「何でもしてあげよう」という卑屈さが子供の暴力を呼び，その暴力はやがてエスカレートする．家庭のありとあらゆる物を破壊し，母親を殴り蹴り，やがては物を使って殴り，さらには危険な刃物を持ち出す．時に放火すらみられる．

そのような姿になっても，両親は警察に頼ろうとせず，親戚や近所にも隠そうとする．そしてどうにもならなくなったときに，大体は精神科医やカウンセラーに助けを求めるが，なかにはそれすら恥として，両親が別にアパートを借りて住むこともある．しかし一番悲惨なのは，あえてこの子供と一緒に暮らし，何年にもわたって暴力を受け続けることである．そのために母親はうつ病となったり，何度も骨折して入院を繰り返すことすら稀ではない．

c. 取り組みと治療

わが国では，家庭内暴力で子供が親を殺す，逆に父親が子供を殺す事件がおこっているが，家庭内暴力にどう取り組んだらよいのかという手引きがないことが大きな問題であろう．まず，暴力によっては絶対子供の言い分は通らない，要求を通すには言葉で主張し，それが妥当な要求なら通る可能性があるという基本的なルールを，初期の段階で徹底しなければならない．それでだめなら専門家に頼るべきである．精神科医は，ひとまず本人を自立させる，つまり1人でアパート住まいをさせるよう提案する．それによって自立心が育てばよいし，母親に当たろうにも，目の前に母親がいなければ回避できる．筆者はこの方法で自立させたケースをかなり経験している．

しかし，すでに中程度に進んでいる場合は，出て行けという親の要求が通らないことが多い．そうなると親が出て行くしかないが，その場合，子供の自立はいささか難しい．現在は閉じ込もっても十分暮らしていける"便利な社会"なのである．そのときには，本人を入院させるのも1つの手段である．

d. 入院治療

入院はまず閉鎖病棟から始める．開放病棟では「なぜ暴力を振るったのか」と言っても「大きなお世話だ」と勝手に飛び出すことができるし，いわんや外来では，「もうしません」と言って二度と来なかったり，怒鳴って帰ってしまうことも稀ではない．となれば，閉鎖病棟で本人と精神科医がじっくり話し合うことが重要である．「なぜ暴力を振るうのか」と聞くと，「母親が自分のいうことを聞かないからだ」と答えることが多い．「お母さんは君のいうことを聞かないと暴力を振るわれるんだ．そういう暴力って妥当なんだろうか」と聞くと，「どうして駄目なの？」と驚くほどの倫理観の欠如を示すことが多い．

「この病院では私が君に責任をもっているのだが，僕のいうことを君が聞かないからといって，僕が君に暴力を振るって君は納得できるかい？」と言うと「それはやめてくれ」と言う．そこに至って初めて，母親に振るった暴力は倫理的におかしいと気づく．そして，だいたいはしばらく経つと涙を流して「もう暴力は振るわない．本当は暴力なんか振るいたくなかったんだ」と言ったり，「お母さんに謝罪文を書きたい」などと言うことが多い．この段階になったら，暴力を振るわない約束で開放病棟に移す．次いで，本当に暴力を振るいそうになければ，1日外泊して確かめてみる．「暴力を振るうならば，次の外泊はしばらくない」と条件づけることで暴力を抑制するのである．

その間，家族療法を行う．親への不満をひとまず言葉で表現し，それに親が応答するという本音のぶつかり合いをさせる．すなわち，言葉によって解決することを学ばせるのである．

3. 引きこもり

a. 社会的背景

わが国では1990年代に入って急速に増えている．引きこもりは，わが国の高学歴社会，少子化，さらに母子密着，過保護と結びついた日本独特の病理であるといってもよいであろう．

多くは不登校から始まり，勉強をせず友だちとの関係を断ち，自分の部屋に閉じ込もる．年齢的にも，子供から成人にかけて幅が広がっている．

b. パーソナリティ障害による分析

引きこもりの大半は回避性パーソナリティ障害といわれている．傷つきやすく，自分が受け入れられることが間違いない場には行くが，受け入れられないかもしれない場には，おびえて行かないという性格特性がある．これは，いうまでもなく母子密着，母親の過保護によるもので，少子化の日本にあってはきわめて多くなっている．

また，この少子化によって，自己愛性パーソナリティ障害も多くみられるようになった．彼らは「自分を特別に扱ってほしい」，「扱うべきである」と思っている．しかも「自分を特別に扱わない場には行かない」という攻撃性を示すパーソナリティ障害もあり，これも怒りとともに大学に行かなかったり，出社拒否に至ることがある．そして回避性パーソナリティ障害のようにうつむいてはおらず，積極的に会社批判，学校批判を行って「だから行かないんだ」と閉じ込もることが多い．

また，従来からある統合失調症（精神分裂病）圏のパーソナリティ障害，たとえばシゾイドパーソナリティ障害（統合失調質人格障害），失調型パーソナリティ障害（統合失調型人格障害），妄想性パーソナリティ障害なども引きこもりやすい人格である．

最も注目すべきは，やはり回避性パーソナリティ障害，自己愛性パーソナリティ障害であるが，さらに境界性パーソナリティ障害があげられる．すなわち，自分の感情の揺れが激しく衝動的で，アイデンティティーが確立されておらず，虚無感が強い．いつも自殺の危険をかかえ，愛情飢餓が強いため自立できず，自分が見捨てられるのではないかとおびえ，時には被害妄想などが生じ，怒り

のコントロールができないという者もいる．こうなると，家に閉じ込もり家庭内暴力に至ったりするが，最終的には部屋に閉じ込もってまったく外界に興味を示さなくなる．

実際，引きこもりには強迫性障害が 10〜20％ みられ，治療はきわめて困難となる．

[治療] 家族療法や薬物療法，その他の精神療法による．

C. 児童虐待

児童虐待とは，幼児ないし児童が主に家族から暴力虐待，あるいは性的虐待を受けることである．

1. アメリカの実態

近年アメリカでは家族崩壊が進んでおり，それとともに急速に増加している．子供が小さいときに行われるだけに，実際に虐待がどの程度なのか推定はきわめて難しい．子供が「自分は幼児期に暴力虐待（あるいは性的虐待）を受けた」と言うことが時々あるが，母親に聞いても正直に答えるものではないし，また正直に答えた場合，今度は子供が想像によって「自分は虐待を受けた」と訴える場合もあり，どちらが本当なのか不明なことが多い．

a. 虐待のみられる家庭の特徴

一般にアメリカでは，平均 26 歳前後の母親が子供に虐待をするピークであるといわれている．夫は 30 歳がピークとなっている．虐待は低収入の下層家庭に多く，また社会的にも孤立している家庭に生じる．

また，虐待を受けやすい子供は多動であったり，なんらかの奇形をもっていたり，育児がいささか困難な子供が多い．特に，多動児に対する虐待がよくみられる．

性的虐待は暴力虐待よりもさらに増大しつつある．多くのケースは隠されていることが多く，医師もそれを明確にすることに慎重にならざるをえないので，正確な数値はわかりにくい．しかし，性的虐待の 50％ は家族メンバーによって生じ，近親相姦という形となる．最も多いのは父親，義理の父親，そして叔父，兄である．母親と息子の近親相姦は最も病理的であるが，それほど多くはない．

b. 虐待がもたらす精神障害

このような虐待は，のちにうつ病，パニック障害，身体化障害などさまざまな精神障害を生み出す．

特に注目されるのは，暴力虐待と性的虐待を合わせると，境界性パーソナリティ障害（ボーダーライン）ではおよそ 80％ に至る患者が虐待の経験をもつという H.H. Herman（ハーマン）らの報告がある．また解離性人格障害（多重人格）では 94％ という数値がある．したがって，多重人格もボーダーラインも外傷後ストレス障害ではないのかといわれてもしかたのないような高い数値となっている．

ただしわが国では，筆者の研究・調査によると，ボーダーラインでは 60％ が過保護，30％ 前後が虐待となっている．他方，解離性人格障害の場合には暴力ないし性的虐待がおよそ半分を占め，あとの半分はいじめや喧嘩といった日本的なストレスでおこっていることが多い．

2. わが国の実態

a. 児童虐待の分類

児童虐待は，身体的虐待，性的虐待，心理的（情緒的）虐待，さらに放置・遺棄を加えた次の 4 型に分類されることが多い．ここで児童とは，18 歳に満たない子供を意味する．

(1) 心理的虐待

養育者の振る舞いや言葉によって不安，おびえ，うつ，うつ状態，無表情，攻撃性などが生じるものをいう．

(2) 身体的虐待

外傷，暴行，生命の危険のある暴力などが行わ

れることをいう．
(3) 性的虐待
養育者による近親相姦，あるいは性的暴行を意味する．この場合，性器の侵入を伴うもの，あるいは子供の胸，性器周辺への愛撫，また他人が行う性的行為に子供を巻き込むことなどが含まれる．
(4) 放置（ネグレクト）
子供の衣食住や清潔さについて健康を損なうような放置を意味する．遺棄とは捨て子である．

b. 報告にみる親の虐待

1989年の児童相談所の調査では，児童虐待の53.3％が母親，39.4％が父親による虐待であると報告されている．母親からの虐待の多くは，保護の怠慢，遺棄，置き去りなど，世間から母親の役割として期待されていることを果たさない虐待が主であり，身体的虐待は父親のほうが高く，54.5％，母親は34.0％である．

虐待を受けた子供のはっきりした数字は報告されていないが，児童相談所に報告された数をみる限り，1995年度は2,722ケースで，この数は1990年に比べて約2.5倍に増えている．これは虐待の実数が増えたということではなく，虐待に対する認識の高まりから報告が増加したと考えられる．幼児虐待の多くは秘密にされ，報告されるケースは非常にわずかと思えるので，どれくらい虐待児がいるのか，数値的な把握はきわめて困難である．

「一般に虐待する親は，親自身も虐待を受けている．すなわち，一種の家族文化の様式として代々伝承されてしまう」とM. Bowen（ボーエン）を主とする家族療法家は指摘している．これはアルコール依存症の父親をもった娘たちの多くが，成人後自分自身がアルコールを乱用したり，結婚ではアルコール依存症の夫を選び，自分の母親とよく似た人生を歩むことと似ている．

c. 児童虐待の原因

母親からの児童虐待，特に乳幼児の虐待を考える場合，その理由として，以下のことが考えられる．

(1) 育児不安
初めての子育ては母親がきわめて不安定であり，また自信がないために虐待がおこる．
(2) 育児への不全感，不満
子育てに時間がとられ，そのために会社での評価が大きく下がると，母親は子育てに不満をいだいてしまう．あるいは子育てに時間がとられ，自分自身のやりたいことができないとなると虐待がおこる．
(3) 育てにくい子供
子供になんらかの情緒的な障害，あるいは注意欠陥/多動性障害などがある場合，どうしても子育ては難しくなる．神経質でいつまでも泣きやまない子供も育てにくい．このような子供をもっていると，母親が時に爆発して虐待がおこる．
(4) 孤立，孤独
離婚し，1人で子供を育てている場合，対人ネットワークが少なくなり孤独に陥る．自分自身の寂しさが強くなり，子育てをする余裕を失う．そのなかで幼児虐待がおこる．
(5) 貧困，経済的不安定
貧しさのほかに，情緒的にも子供を育てる余裕がなくなり，虐待してしまう．

症例 5
32歳の女性が「自分が子供を虐待して殺すのではないか」と相談に来た．夫はやさしく特に問題ないが，母親自身が未成熟で，自分が夫に甘えたいのに甘える間もなく子供が生まれ，甘えたい自分が子供に愛情を与えなければならないところに無理が生じ，子育てに自信がなくなり，子供を虐待することがわかった．

そこで，夫に協力してもらい，できるだけ早く会社から帰って育児をともに行うという体制をとることで，なんとか切り抜けることができた．

症例 6
離婚して1人の男の子を育てている母親．「子供を虐待してしまう」と相談を受けた福祉事務所のケースワーカーに外来に連れて来られた．母親は離婚後うつ状態となり，育児を無視してアルコールを飲み，酩酊状態になっている日が多かった．しかも生活保護を受けている．母親は素直

にそれを認めた．しかし「この子は泣いてばかりいるのでとても育てにくいのです．そのため疲労が重なり，ついついアルコールに走ってしまうのです」とも訴えていた．その子供は注意欠陥/多動性障害が疑われていた．

この場合，子供の育てにくさもあるが，根本的には母親の情緒的成熟度が低下しており，貧困，孤独といったことが幼児虐待につながったものと考えられる．

症例 7

24歳の女性が家庭内暴力をおこしていると，相談を受けた．母親への連日の暴力，物の破損などがほぼ毎日行われ，母親はノイローゼ状態であった．時に父親に向かうこともあり，ナイフを持って脅したり，ガラスの破片で傷つけたこともあった．命の危険があるので，閉鎖病棟に入院させた．そこで彼女と話してみると「私も好きでこんなことをしているのではないのです．小さいとき，父親に暴力を受けたことが頭にあって，その仕返しをしているような気がするのです」と言う．

母親にそのことを確かめると「確かに父親はあの子が小さいとき，アルコールを飲んでは暴力を振るっていました．私は止めようにも止めることができず，その点ではあの子にとても悪いことをしたと思っています」と述べた．実際に父親から暴力虐待を受けていたことが明らかになったのである．

D. 理学・作業療法との関連事項

子供の精神発達遅滞には，治療者が粘り強く対応して教えなければならない．そのために，時に作業療法を利用することがある．たとえば，パソコンをいじったり，粘土や木工をするだけでも，彼らの知的な発達を刺激するはずである．自閉症児にとっても，作業療法を通じて人との接し方や言葉のかけ方を覚えるので重要である．また，注意欠陥・多動性障害の子供も，集中力をつけるために比較的小人数で作業療法的な治療をすることが好ましい．

■復習のポイント
1. 注意欠陥/多動性障害の治療法について述べよ．
2. 児童虐待の種類とその内容について述べよ．

第16章 老化とその障害

■学習目標
● Alzheimer 型認知症と血管性認知症の違いを知る．

老化について語るとき，その障害は，大きく認知症と器質性精神疾患の2つに分けられる．

A. 認知症

認知症（痴呆症）は，DSM-IV によると，次のように分けられている．
① Alzheimer（アルツハイマー）型認知症
　　（dementia of the Alzheimer's type）
② 血管性認知症（vascular dementia）
③ 身体疾患による認知症
　　（dementia due to medical conditions）
④ 物質誘発性持続性認知症
　　（substance-induced persisting dementia）
⑤ 複数の病因による認知症
　　（dementia due to multiple etiologies）
⑥ 特定不能の認知症
　　（dementia not otherwise specified）
以下に，それぞれの病型の特徴や診断基準を述べる．

1. 診断基準

a. Alzheimer 型認知症

A. 多彩な認識欠損がみられ，以下の両方が示される．
　① 記憶障害
　② 以下の認知障害の1つ
　　● 失語
　　● 失行
　　● 失認
　　● 実行機能の障害
　　　（計画を立てる，組織化する，順序立てる，抽象化するといったことの機能の障害）
B. 上記基準の認知欠損は，そのおのおのが社会的または職業的機能の著しい障害を引きおこし，病前の機能水準からの著しい低下を示す．
C. 経過はゆるやかな発症と持続的な認知の低下により特徴づけられる．
　（アセチルコリンの低下が指摘されている．）

b. 血管性認知症

A. 多彩な認知欠損がみられ，それは以下の両方により示される．
　① 記憶障害
　② 以下の認知障害の1つないしそれ以上がみられる．
　　● 失語
　　● 失行
　　● 失認
　　● 実行機能の障害
B. 基準の認知欠損はおのおのが社会的職業的機能の著しい低下を引きおこし，病前の機能水

準からの著しい低下を示す．
（脳動脈硬化を原因とする．）

c. 身体疾患による認知症

Alzheimer 型認知症，血管性認知症とほとんど同じであるが，違うところは特定の身体疾患があり，それによって認知症が生じることが証明されることである．

たとえば，エイズによる認知症，頭部外傷，Parkinson（パーキンソン）病，Huntington（ハンチントン）病，Pick（ピック）病，Creutzfeldt-Jakob（クロイツフェルト・ヤコブ）病による認知症，その他，正常圧水頭症，甲状腺機能低下症，脳腫瘍，ビタミン B_{12} 欠乏症などがあげられる．

d. 物質誘発性持続性認知症

これも今までの基準とほとんど同じだが，違うところは物質使用による持続的作用と病因的関連を有しているという証明があることである．

たとえば，アルコール，吸入薬，鎮静薬，催眠薬，抗不安薬などである．

e. 複数の病因による認知症

これも診断基準は同じだが，違いは頭部外傷と慢性のアルコールの使用，Alzheimer 型認知症に引き続いて出現した血管性認知症といったように，複数の病気が原因で認知症が生じるものをいう．

2. 治療

認知症に陥りつつある症状を示していても，早期に治療を行えば，かなりその進行を遅らせることができる．時には治療可能な認知症があると考えられるので，治療をおろそかにしてはいけない．

また，患者とその家族の感情的側面の援助，認知症患者が示す精神病症状，うつ病症状，不安に対する薬物療法，そして食事療法，レクリエーション療法などが必要である．さらに，血管性認知症の場合には，高血圧，高脂血症，肥満，心臓疾患，糖尿病，アルコール依存などの治療を行う．

症例

71歳の女性が「歩けない」と外来にやって来た．よく調べると，歩けないというよりもむしろ手が震え，各筋肉が硬直しており，さらにあまり動こうとしないという3つの症状を備えた Parkinson 病であることが明らかになった．Parkinson 病は薬物療法が主体となるが，L-ドパがかなり効果を治めた．

しかし，半年も過ぎると認知症が顕著にみられるようになり，それは瞬く間に進行してしまった．外へ出ると自分の家に帰ることができず，当然病院にも家族が連れて来なければならなかった．食事をしたことを忘れ，何回も食事をしようとしたり，家庭生活は混乱を極めた．この場合は Alzheimer 病による認知症ということができる．

B. 器質性精神疾患（症状精神病）

現在の DSM-IV にはこの用語は記載されていない．その代わりに，一般身体疾患によるせん妄，認知症，健忘，精神病性障害，気分障害，不安障害，性機能不全，睡眠障害，緊張病性障害，人格変化，そして一般身体疾患による特定不能の精神疾患という分類で説明されている．

たとえば，心筋梗塞という身体疾患をもつことによってうつ状態が発生したとなると，心筋梗塞による気分障害，つまり，大うつ性障害という言い方になる．

それぞれ細かい診断基準は記されていない．このように原因があまりに広いので，当然治療もさまざまで，予後は不良である．

本人や家族が治療上注意しなければならない点も，それぞれの病像によってさまざまである．一般的身体疾患による感情性障害，たとえば，大うつ病となれば，家族は大うつ病と同じ対応を考えなければならない．不安障害も同じことである．

C. 理学・作業療法との関連事項

　認知症状態の患者に作業療法を行うことはあまりない．Alzheimer型の認知症は，なんらかの知的刺激を与えないと，あっと言う間に認知症が進んでしまう．特に，若いときは進行がきわめて早く，薬物療法も際立ったものがないので，作業療法や働きかけが大切になる．作業療法のなかからその人の水準に合わせたものを用いる．今まで述べた木工やパソコンなどのほか，テレビやラジオ，新聞といったものから話題を出し，いろいろな刺激を取り入れていく．

　血管性認知症の場合には，コレステロールを減らすことが重要で，薬物療法が主である．しかしこの場合も，長く1人で寝ているとあっと言う間に認知症が進んでしまうので，脳への刺激という意味で，たとえばレクリエーションに近いが，ボール投げや体操，歌を歌うなど，喜びとなる作業療法を行う．

■復習のポイント
1. Alzheimer型認知症の原因について述べよ．
2. 血管性認知症の原因について述べよ．

第17章 リラクゼーション法

■学習目標
●各種リラクゼーション法の概要を知る．

A. 心の疲労とは

　心が疲れていることは大部分の人が自分で気づく．たとえば，「眠い」，「ちょっとしたミスが多くなる」，「忘れ物が多くなる」，また，「怒りっぽくなる」，「涙もろくなる」，さらには「被害的になる」，「猜疑心が強くなる」といった，さまざまな感情過多や思考力の低下が，心が疲れている状態だと思われる．心が疲れているのだから，まずよく眠ることが重要で，素朴かつ不可欠な治療法である．しかし，疲れていながら眠れないとなれば問題で，専門家に足を運ばざるをえない状態になる可能性が高い．

　あるいは「人が自分を見張っている」，「盗聴器がつけられているような気がする」，「電車に乗っても人が自分の悪口を言っているような気がする」といった関係妄想や被害妄想は，自分ではなかなか気づかないが，人に話して「それは考えすぎだよ」と言われたならば，早めに治療を受ける必要がある．疲れがひどく，うつ病レベルになり，"死"という考えが湧いてきたら，これもすぐ病院に行かなければならない．

　また，疲れている場合には同じことばかり考えてしまうことが多い．それも過去のことを何度も思い返して悔しがったり，現在の問題でも無意味に繰り返し考えてしまう．これがさらにひどくなれば，強迫性障害に近い形になる．同じことを考えるにしても，その内容が本人に危害を加えないものならば単なる軽い疲労とみることができるが，「通りすがりの人を殴ってしまいそうになる」，「ナイフで殺したくなってしまう」，「数字にとらわれて，数字が何度も頭に浮かんできて，ほかのことが考えられなくなって怖い」，「赤ん坊をお風呂に入れるときに首を絞めるのではないか」といった考えが浮かんできて，おびえるようになれば，これは強迫観念といえる．

　軽い疲労の場合，身体症状が比較的生じやすい．頭痛，発熱，下痢，便秘，吐き気などが一般的であり，時には肩凝り，さらに進んで肩の痛みとなることもあるが，これらはみな疲労からくるもので，緊張が長く続いたために身体化した症状といえる．

　このように，医者にかかるほどではない軽い疲労は自分で治す方法がある．もちろん先に述べたように，睡眠や休息をとることは当然のこと，レクリエーションやどこか旅行なども1つの方法である．もっと具体的な治療法となれば，リラクゼーションを学ぶことである．

B. 各種のリラクゼーション法

1. 腹式呼吸法

　筆者はまず，腹式呼吸を練習してもらう．鼻で呼吸し，吸うときは普通のスピードで，吐くときはゆっくり，吐き切るくらいゆっくり吐く．これを1日30回くらい練習する．腹式呼吸は吐くときに筋肉の力が抜け，気持ちも楽になる．多くの人は血圧がやや下がり，徐脈になる．すなわちリラックスする．したがって腹式呼吸を使って，条件反射的にリラックスできるように学習するのである．

　まず，息を吐くときに「肩の力が抜けている」ことから始め，「両手の力が抜けている」，「両足の力が抜けている」と進み，同時に「心はとても楽になっている」，「呼吸はリズミカルにできている」と自己暗示をかける．実際，呼吸がリズミカルかどうかが重要で，これができていないということはまだ緊張が高い証拠である．また目がパチパチ動いている場合も緊張が高い．こういう人は普通の人よりも練習しなければ，リラクゼーション法をマスターできない．

　このように腹式呼吸で身体のリラックスを学び，心のリラックスを学ぶ．これは，のちに述べるリラクゼーション法にきわめて近い方法である．

2. 思考停止法

　嫌な考えが浮かんできた場合，たとえば自己否定的な気持ちや人と比較する考えが湧いてきた場合，なるべく早くその考えを捨てなければならない．それには"stop thinking"つまり思考停止法がよい．それは単に心のなかで思うだけでなく，何か1つ身体のサインをつくるのである．たとえば膝をぽんと叩きながら「さあ，やめよう」と心の中で言い，膝を叩くことで嫌な考えを止める練習をする．すると膝を叩くことが条件づけとなって，思考停止が可能となる．

3. 自己指示法

　自己指示法とは，もう1人の理想的な自分を想定し，その人と相談しながら物事を決めていく癖をつけることである．

　たとえば，「会社の同僚のA君が気に入らない．先ほども何か嫌みを言っていった．自分もひとつ嫌みを返そうか」と考えたとすると，すぐにもう1人の自分に相談するわけである．「A君に嫌みをいってみたいけどどうかね」，「もしそうすると，彼はまた君に嫌みをいうだろう．そうすると延々と嫌みの繰り返しになる．それに君は目には目をというような，レベルの低い人間なんだろうか．つまらぬことはあっさり捨てるのが君らしいではないか」といったレベルの高い自分からの指示で，自分の行動を選択する癖をつけるのである．

4. リラクゼーション法（自律訓練法）

　リラクゼーション法は自分に暗示をかけてリラクゼーションを覚えることである．すでに腹式呼吸法で述べたように，呼吸法がきわめて重要で，それによって交感神経の興奮を抑え，副交感神経を相対的に強めることでリラクゼーションを得るものである．

a. 暗示によるトレーニング

　次の6つの段階がある．

(1)「両手両足が重い」

　こういう暗示をかけ，それを修得する練習を行う．「両手両足が重い」と言うとかえって気が滅入ってしまう人がいるので，筆者は「両手両足が軽くなる」，あるいは「だらんと両足の力を抜く」という言い方で暗示を進めることがある．

(2)「両手両足が温かい」

　この暗示で温感を覚える．これはかなり難しい

が，漠然とわかればよいという段階から始める．わからない場合はお腹に両手を当てるとその部分が温かくなるが，その温かさが身体全体に広がるというように，温かさを覚えることが有効である．

(3)「心臓が正しく穏やかに打っている」

これは文字通り，心臓の拍動が規則正しくなるように自分でトレーニングすることであり，それは可能である．

かつて自律神経系は自分でコントロールできないものであると多くの人は思っていたが，練習すればコントロールできることをこの方法が証明したともいえる．

(4)「楽に呼吸している」

これも上記と同じことである．

(5)「お腹が温かい」

内臓の働きを穏やかなものにする．

(6)「額が涼しい」

身体全体は温かいが額が涼しいということで，精神の安定感をはかる．

b. リラクゼーションを得るコツ

J.H. Schultz（シュルツ；1884–1970）の始めたリラクゼーション法（autogenes training）は静かなところで行うのが重要で，寝てやるのが一番楽だが，通常は椅子を使って行う．

①椅子に深めに座って足をそろえ，膝を少し開き，ゆったりした気持ちを保つ．

②掌を膝の上に置き，指は強く握らない．目を閉じる．

③こうした姿勢で筋肉をリラックスさせることを覚える．それにはある部分の筋肉を強く収縮させ，一挙に力を抜いてみるのもよい．それにより，筋肉から力が抜けた状態がどういうものかを具体的に知ることができる．

④「自分の気持ちは落ち着いている」，「リラックスしている」と言いながら，過去の楽しかったときの風景，あるいは空想でも気持ちのよいイメージを思い浮かべ，心がリラックスできるようにする．

このようにして重量感，温感を身体全体で学び，心のリラクゼーションを得る．

■復習のポイント
1. リラクゼーション法の実践方法について述べよ．
2. 腹式呼吸法の実践方法について述べよ．

第18章 精神療法

■学習目標
- Freud精神分析を理解する．
- 家族療法の概要を知る．
- 集団療法の概要を知る．
- 力動精神療法の流れを知る．
- 自我心理学の概要を理解する．

A. 精神療法とは

1. 治療法の概要

　精神療法はFreud（フロイト）の精神分析から始まった．精神科の症状の原因は心のストレス，Freud流にいうならば「抑圧された欲望が不安を生み，その不安によってさまざまな症状が出る」とするものである．したがって，治療は抑圧された欲望を見いだすことにある．このような古典的精神分析は，1970年代にだいたいその役割を終え，今ではほとんど用いられず，"力動精神療法"という形になっている．

　古典的精神分析は，性欲を主たる欲望とし，寝椅子に寝かせて自由連想を行い，そこから抑圧された欲望を発見するのだが，力動精神療法は汎性欲論という立場をとらない．つまり，性欲ですべてを説明しようとはせず，また対面法をとる．そして，ストレスをFreudのように幼児性的外傷説に基づくものとせず，現在の問題（"here and now"と呼ぶ），すなわち現在のストレスを分析することが治療の主体となる．

　また，昨今盛んなのは"認知行動療法"と呼ばれているものである．うつ病に特に有効だとされているが，現在では不安障害，パーソナリティ障害などさまざまな分野に適用されている．認知行動療法はその人の自動的な思考のなかに歪んでいる部分があり，それによって不安が生じたり，うつ病になったりすると考える．この歪んだ自動思考，あるいは否定的自動思考を見いだし，また日々の生活のなかでその考え方を徹底的に修正していくのである．

　そのほか，最も一般的に行われているのが"支持療法"である．これは患者の自尊心を守り，共感し，分析や感情を掘り下げるようなことはしない．その代わり，精神医学的な知識や臨床心理学的な知識に基づいて，助言や指導を述べる．

　以上が，今の精神科医や臨床心理士が行う治療の大半である．これらの具体的な解説は次章以降で述べる．

2. 患者と治療者の基本的関係

　本人にまず「治りたい」，「精神療法を受けたい」という熱意がなければ有効ではない．精神療法は，手術を受けて病気を治すこととよく似ている．つ

まり，手術は痛みを伴い，その結果，病気が治癒する．精神療法もその人の弱いところ，問題点を見いだし，それを修正することである．それによって心がより広くなることを目指すものである．しかし，自分の弱点に気づくことやふれられることは心が傷つくことでもある．それを乗り越えることが精神療法を受ける際に必要な心がまえである．精神療法を受けるには，構えず自然体で，できるだけ正直に治療者に自分の情報を伝えることが治療を早めるのに重要である．また治療を受けていて不満があったり，怒りがあったりした場合は，勇気をもって正直にそのことを述べるべきである．

また，家族は介入すべきではない．家族療法にはもちろん家族が入るので，家族がそれぞれの意見を述べるのは当然であるが，個人的な精神療法に家族が介入することは無意味で，むしろ弊害となる．

B. 精神療法の形態

1. 家族療法，その他の治療法

家族療法の基本的な考え方は，家族全体の問題が最も弱い人間に集約された結果，その人が病気になるというものである．つまり，家族全体の問題を解決しなければ患者は治らないと考える．このような例がすべてではないが，家族の問題によって，そのなかで最も弱い人間が不安障害やうつ病になるのは事実である．その場合，家族療法で家族全体のバランスを回復することが重要なこととなる．

一方，昨今SST（social skills training；生活技能訓練）がきわめて盛んである．特に統合失調症（精神分裂病）者に適用することが多い．統合失調症者は対人関係や会話の能力が不足するが，世の中でその能力を高めることは難しい．そこでSSTによって会話の能力，人との感情の交流能力を高めるようにする．それにはロールプレイといって，いろいろな状況を設定して，時には治療者を相手に，時には患者どうしで会話の練習をする．その際，治療者が側にいて，どうしたらよいのか耳打ちして妥当な会話のしかた，振る舞い方を教えることで対人関係能力を高めるようにするのである．

また，作業療法で木工をしたり農作業をやったり，粘土細工や習字，絵を描いてみたり，英会話の練習をしてみたりと，作業を通して自分の感情を出したり，技術の向上をはかることも多い．木工や料理がよく行われる方法である．森田療法では，軽作業期に入る前に一切の活動を禁じて，不安への直面と活動への意欲を促す"絶対臥褥期"が設けられている．

その他，レクリエーション，音楽療法，ダンス療法なども昨今よくみられる．幅広く人間の楽しみを広げていくことで，患者の感情を生き生きとさせようとするものである．

2. 集団療法

集団療法には，支持的集団療法，分析志向的集団療法，行動療法的集団療法などがある．

集団療法は，個人療法では時間がかかり多くの人を診ることができないという実用的な解決法の模索から出発した．しかし集団療法を積み重ねていくうちに，独特の効果が認識されるようになった．

たとえば，自分の悩みをみんなの前で話したとすると，それと似た問題を抱えている患者は，みんながその話をどう思うか興味をもつに違いない．医者やセラピストと1対1で話していたのとは違い，みんなの意見がわかるのである．また，みんなの意見は1対1での治療よりも影響が強いと考えられる．これは知らぬ間に対人関係や共感能力を得られる重要なことである．われわれは誰でも，人前で話し他人がそれを理解してくれることだけで大きな満足を得るし，多くの人が同じような問題をもっていると知ることで孤独が和らぎ，大きな勇気と鼓舞を得るものである．また，人の話が自分の問題と似ていれば自ずと自分の問題を洞察できる．

しかし他方では，まわりの仲間がどう思うかと

いうおびえもある．特に日本人は人がどう思うかに敏感なだけに，集団療法を慎重に維持するセラピストの存在が必要である．

筆者は今まで20年ほど集団療法を行ってきたが，若い人たちが中心であった．年齢が高いと，どうしても若い人たちの話についていけなかったり理論についていけず，自然に外れてしまうからである．したがって集団療法は，集団のコンフォーミティ（同質性）が確保されなければならない．筆者が行っていたのは患者主体で，自分たちから問題提起をし，それについて議論をする．治療者は，危険な発言があればそれを抑え和らげ，患者どうしが喧嘩になるような場面では，当然それを抑える．感情の抑制が行き届かない人がいると，このようなトラブルが多いので，他の患者がおびえないよう治療者が責任をもってその集団を維持するのである．

若者の持ち出す問題はほとんどが対人関係である．いかに人とうまく話せるか，いかにうまく人に受け入れられるかという問題は，それだけ深刻な悩みであったといえよう．多くの人が自分の意見を出すことにより，あまり話したことのない人まで次第に参加するようになる．また話せない人でも観察学習ができ，最終的に「人ってみんな同じだ」という感想を多くの人が述べた．なぜ学校に行けないのか，なぜ会社に行けないのかという問題も，グループならではの雰囲気で自然に吐き出される．このように「自分の話に共感してもらえる」ということは，個人セラピーにはできない集団療法の重要な役割である．

さらに医者には病気そのものや，薬物療法の話が率直に出される．1対1では遠慮するが集団では率直であるという，日本人には，これが特に重要なことである．

C. 精神療法の開拓者

以下に，現代の精神療法に大きな影響を与えた精神分析・分析心理学の開拓者たちの理論をまとめた．

1. Freudの古典的精神分析

Sigmund Freud（フロイト；1856–1939）は，精神分析の創始者である．彼はまず催眠法に非常に興味をもった．フランスのJ.M. Chalcot（シャルコー；1825–1893）が催眠によって手足の麻痺を治したり，また逆に，麻痺をつくったりするのを見て，のちにFreudが名づけるところのヒステリーと催眠，そして性欲というものが密接に結びついているものと考えた．

彼の友人であるJ. Breuer（ブロイアー）は，すでにこのことから患者に催眠をかけ，その催眠中にいろんな問題，ストレスを語らせることで症状が取れることを見いだしていた．これをカタルシス法，または煙突掃除法といった．

Freudもその方法を行っていた．ところが，この催眠ではすぐに再発がみられ，また転位が非常に強い．このことから，Freudは催眠によって治そうとすることは人間の本性に反するのではないか，やはり催眠をかけず，はっきりとした自分の意識のもとに問題を解決すべきであると考えた．そこで，患者を寝かした形で自由連想を行わせ，それに伴う抵抗から抑圧されている欲望を見いだそうとした．さらに自由連想をしていると夢を語る人が多いので，夢分析もFreudの患者の分析の重要な武器となった．

Freudはこのようにして自分の治療法を見つけるとともに，理論的にも心の構造をイド（id），自我，超自我の3つに分けた．イドは性的エネルギーを主とするもの，自我は現実の機能を果たす意識的なもの，そして超自我は道徳や倫理として働く，これも無意識の領域とした．またFreudは，イドをエロスとタナトスに分けた．エロスとは生きようとする生のエネルギーであり，タナトスは死に向かうエネルギーと考えたのである．つまり，イドは欲望の解消を目指すために，反射行動によって満足を得ようとするものとしたのである．

そしてさらに，Freudは第一次過程というものを考えた．これは，自分が欲求として求めるもののイメージを想像して，イドの満足を得るという方法である．

また自我は，前述のようにイドから発生するものと考えられた．厳密にいうと，生後6〜12か月の間に自我が発生し，自我は環境の刺激によって一部修正され，現実機能を果たすものと考える．これを第二次過程と呼んだ．これが"現実原則"と呼ばれているものである．

しかし，Freudの古典的なこの精神分析の考え方は，のちに力動精神療法学派によって大きく修正される．すなわち，自我というものはイドから発生するのではなく，それ独自の発生とそれ独自の欲望と目的をもって成長するものと考えられるようになったのである．

Freudの発達理論では，第I番目に口唇期（oral stage），第II番目には肛門期（anal stage），第III番目には3歳から5〜6歳にかけて男根期（phallic stage）という段階を迎え，6〜12歳にかけては潜伏期（latence period）に入る．そして最終的に成人になる段階が性器期（genital stage）というように各性器に基づいた発達理論を考えたのである．

さらにFreudは，エディプス・コンプレックスというものを考えた．これは，男の子は母親を独占しようとするのであるが，父親がそれを抑えるため，そこで戦いが生じる．しかし，父親のほうが強いので，去勢不安（castration anxiety）によって母親を独占することを断念するのである．このプロセスがエディプス・コンプレックスと呼ばれているものである．一方，女性が父親を求めるが，その欲求を断念していくプロセスをエレクトラ・コンプレックスと呼んだ．

Freudの功績は，心の不安を防衛するのに抑圧，投影，置き換え，反動形成，退行，合理化といったような多くの防衛メカニズムを発見したことである．われわれはこの防衛メカニズムの理解を通して患者の心の内面のメカニズムを知ろうとするものなのである．

今から考えると，Freudの汎性欲論は明らかに行きすぎたものであり，また心的発達として口唇期，肛門期といった考え方は実証性にいささか欠けるものである．したがって，この発達段階をそのまま使っている人は少ない．しかし，エディプス・コンプレックス，防衛機能，そして転換ヒステリーと呼ばれる，ストレスが体の運動感覚麻痺をおこすことを証明したこと，そしてまた治療法として自由連想を通じて，その抑圧のもとに潜んでいる欲望を見いだすことで洞察に導き，そのことが心理療法の目標であると述べたことは大きな意味をもっている．これらのすべての言葉は今もわれわれが使っている言葉であり，それゆえにFreudは"心理療法の父"，"神経症の父"，特に"ヒステリーの父"であるといわれているのである．

彼の精神分析理論は，Kraepelin（クレペリン）などのオーソドックスな精神科医からは嫌われ，批判され，ドイツではあまり広がらなかった．しかし第二次世界大戦のころ，アメリカに多くのFreudの弟子たちが渡ったことから，アメリカにこそ精神分析が花開いたといえよう．しかし，この花開いた精神分析も自我心理学，あるいは社会心理学の影響を受けて，汎性欲論を取り除き，今現在の悩み，今現在のストレスに注目し，性欲論を排し，そしてまた過去の幼児性欲説も破棄することによって，対人関係や自尊心といったものが現在の人間の主たる悩みであるというように唱え，自我分析が中心となった力動精神療法（dynamic psychotherapy）に1970年から急速に移っていったものである．

2. Jungの分析心理学

Carl Gustav Jung（ユング；1875–1961）はスイスの精神科医で，チューリッヒ大学のBreuerのもとで講師をしていた．Freudの理論にひかれたJungは，Freudと固い絆で結ばれ，精神分析を受け継ごうとし，精神分析学会の会長になった．しかしながら，JungはFreudの汎性欲論を拒否し，性欲ではないさまざまな欲望がコンプレックスと

なると考えた．特に無意識というものがFreudのいうように個人的なものではなく，集合無意識ないし普遍的な無意識というものにまで広がり，その無意識のなかには元型と呼ばれる，人間の根本的なイメージが人間全体を根底から動かしているものと考えた．このようなJungの元型を中心とした普遍無意識の世界によって，われわれ人間の意識にまで影響を及ぼすと考えることはFreudからは形而上的なものとしてみなされたものである．

Jungのこの理論は十分に世界に広がっているものではなく，一部の人たちがJung派として派をなしている．しかし多くの人たちは，Jungの神秘的ないしオカルト的な考えに反対し，また宗教的な色合いがきわめて濃いので，その面でも批判がなされている．

またJungは，夢は無意識からの貴重なメッセージであると考え，"夢分析"にFreudよりも重きをおいている．無意識の産物はすべて象徴的であり，この象徴をどう解釈するかが分析心理学にとってきわめて重要である．無意識が深まれば深まるほど人類共通の元型，神話類型に達する．この元型は多大なエネルギーをもっており，ここから純粋な創造性が生まれる．また，転移の解釈も重要であるが，Jungは転移と逆転移があり，互いの人格が融合し新たなる人格に再編されると考えており，それもFreudと大きく違っている．

Jungの心理学は一面，夢をよくみる人や元型が夢によく出現する芸術家肌，あるいはそういう資質をもっている人でないと分析できない．Jung自身，自分の理論が大枠で人生に成功したもののどこかで虚しさを感じ，生きる意味を喪失している人たちに適用しやすいと考えている．わが国ではJung心理学は人気があり盛んであるが，臨床の現場で，たとえば，うつ病，統合失調症，パニック障害にそのまま適用できるかというと，その数は限られている．多くの人はまず「夢を見ない」と報告する．また転移と逆転移が融合するなどそうあるものではないし，夢の解釈が妥当かどうかが最後まで疑問視されることから，病院臨床には向かないと考えられる．

ところでJungの分析心理学の成り立ちは，Jung自身きわめてたくさんの夢を見た人だということが大きい．そして小学校のころ登校拒否をおこしており，それを自分で治したことも大きかったと思われる．Jungはてんかんを有し，そのため不登校になったといわれているが，そのてんかんは疾病逃避，つまりヒステリー性の痙攣発作だった．このことから，彼は精神的な要因が体の障害をも生むことを見いだしていたのである．やがて，Jungはチューリッヒの医学部講師になった．そこで連想テストを行い，「連想にきわめて時間がかかる」，「連想がまったく関係のない連想に転化する」，「特定の言葉を2回連想させてもそれを忘れてしまう」というようなことから，連想を通じて自分のコンプレックスを発見する自由連想テストを見いだしている．

また当時，夢と無意識という共通項からFreudと急速に接近する．一時Jungは精神分析学会の会長になるが，そのころからFreudの汎性欲論に反旗を翻すことになった．同時に，Freudの幼児期の性的外傷論にも納得できなかった．むしろどういうことをやろうとしているのかという，未来への投げかけのなかに神経症的な要素があると考えており，その意味ではJungの心理学は目的論的心理学といってもよい．

そのほか，Jungの仕事としては内向，外向といった人格類型も有名である．これは相反する科学的な因子分析で，イギリスのH.J. Eysenck（アイゼンク；1916–1997）が内向性，外向性，神経質と3つに分けた分析ときわめて似ている．

3. Adlerの個人心理学

Alfred Adler（アドラー；1870–1937）は，Jungよりも先にFreudから離れ，独自の心理学を展開した．本能論というよりも，過去から人間を説明しようとする因果論では十分に人間を説明できない，むしろ目的をもって目指す，目的論的な考え

をもたなければ人間全体をとらえることはできないと考えていた．Adler の理論は劣等感の理論ともいわれており，劣等感を克服することが，ひいては人間が社会に役に立つエネルギーになると考えていたものである．

Adler の理論は個人心理学とも呼ばれている．人間の非合理的で誤った概念をどう修正するかということが大きな問題であり，そしてそのこと自体，きわめて教育的な観点に基づいているので，教育者に大きな影響を与えた．このような考えは，のちの認知行動療法ともつながる．

4. Eriksonの自我心理学

Erik Erikson（エリクソン；1902–1994）は自我心理学者であり，Freud のイドを中心とする理論には同調することはなかった．しかし，Freud についた弟子ではある．

彼は，人間の心理・社会的発達段階を以下の8つの段階に分けた．
①乳児期：信頼対不信
②早期児童期：自律性対恥・疑惑
③遊戯期：イニシアティブ対罪悪感
④学童期：勤勉性対劣等感
⑤青年期：アイデンティティー対アイデンティティーの混乱
⑥成人前期：親密性対孤立
⑦成人期：生殖期対停滞
⑧成熟期：統合性対絶望

このように分けたことは，人間のあらゆるプロセスを人生全体から段階づけたという意味で，きわめて大きな役割を果たしたものである．

5. Watsonの行動主義

John B. Watson（ワトソン；1878–1958）は Freud の心理学とは異なり，むしろ Ivan P. Pavlov（パブロフ；1849–1936）の条件反射を使って行動主義の理論を打ち立てたと同時に，臨床心理学においても条件反射に基づいて，さまざまな神経症がおこることを証明したものである．

6. Skinnerのオペラント条件づけ

Burrhus F. Skinner（スキナー；1904–1990）は，オペラント条件づけによって行動が形成されると考えた．臨床においても報酬に基づく強化によって行動が変容するとし，統合失調症者のトークン・エコノミーという試みが行われた．

それは，統合失調症者に社交的あるいは社会的の能力が上がるような行動があると，それを強化するため，報酬として仮の貨幣（トークン）をその患者に与えるというものである．このことを通じ，統合失調症者がそのトークンを集めれば集めるほど，着るものや外泊，さまざまな自由が広がるので，そのトークンを得るために社会的な行動が強化される．

アメリカで収容されていた多くの統合失調症者は，この方法によって社会に解放されていったものであった．

■復習のポイント
1. FreudとJungの心理療法の違いについて述べよ．
2. 集団療法の利点について述べよ．
3. 家族療法の必要なのはどのような場合か．
4. 力動精神療法をつくった人々について述べよ．

第19章 力動精神療法

■学習目標
● 短期力動精神療法（ブリーフ・サイコセラピー）の概要を知る．

A. 古典的精神分析概観

力動精神療法は，Freud（フロイト）がつくった古典的精神分析を改編したものである．したがって，力動精神療法を理解するには，まず古典的精神分析の概観を理解しなければならない．

1. 洞察療法

古典的精神分析では，神経症の発症メカニズムは，無意識の中に沈んだ幼児期の性的外傷が抑圧しきれなくなって，思春期・青年期に発現すると考えた．したがって治療は，抑圧されている無意識を解明することである．つまり，無意識の中に潜んでいる認めたくない欲望（Freudの場合は性的欲望）の抑圧を取り除いて，自我とその欲望を統合することによって症状をなくそうとするもので，無意識を意識化し自我の管理下におくことである．これが"洞察療法"と呼ばれているものである．

Freudの抑圧理論がうまく当てはまるのは，当時ヒステリーと呼ばれていた症状だけかと思われる．不安障害や強迫性障害（強迫神経症）は，洞察だけで治すのは困難である．

ともあれ，Freudが心理療法を精神分析という形で定式化したことは，その後の心理療法の発展に大きな影響を与え，その恩恵をわれわれは大いに受けているのである．

2. 自由連想

Freudはのちに性欲説から離れ，生と死の欲望の2大本能に分けて説明した．したがって晩年は，治療方法もかなり臨機応変なものに変化していった．しかし変わっていないのは"自由連想"で，これはベッド上で自由に自分の考えや感情が浮かび上がってくるのを待つ方法である．治療中，患者は時に連想が途切れたり，押し黙ったり，ある特定のことを聞くと「忘れた」と答えることがある．これを抵抗（resistance）と呼ぶ．この自由連想を妨げている抵抗を追い求めることによって，無意識の中の欲望を発見することができるというものである．

自由連想の途中で多くの患者が夢を報告したが，Freudはそれを"夢分析"として本格的に取り上げた．当時，夢は無駄なもの，歪んだ幻想と考えられていたのだが，それを堂々と取り上げ，夢のもつ象徴的な意味を読み取ることによって，患者の無意識の欲望の構造と症状との関係を探ろうとした．その意味では，夢分析も実に重要な分析の武器である．しかし，Freudの夢分析はすべて性的な象徴として換言されたため，今ではあまり受け入れられていない．

3. 解釈

　さまざまな無意識の材料が集まってきたら，それをどう解釈するかが次のステップである．解釈とは，抑圧されていた欲望と症状の関係を明らかにし，患者の防衛（defence）と夢の意味づけ，無意識の感情，考え，行動の意味を探り出すことである．

　解釈は時期に合っていないと効果がなく，患者は時に否認する（denial）こともある．実は，否認自体が解釈の妥当性を証明することになるので，注意深い観察が要求される．また，抑圧を解除し，防衛を取り除くためには，患者と治療者の信頼関係がきわめて重要なことはいうまでもない．

4. 転移

　その他，転移（transference）と呼ばれるものがある．患者が治療者に恋愛感情を抱いたり（陽性転移），逆に敵意を示すこと（陰性転移）であるが，これは過去に患者が親に抱いていた感情を治療者に向けているものと考えられる．しかし，必ずしも幼児期の親に対する感情だけではなく，現在の感情をぶつけてくることも非常に多いので，幼児期に限定するのは注意しなければならない．

　また，逆転移（counter-transference）も重要である．これは治療者自身が，自分の幼児期の親に対する感情を患者にぶつけてしまい，治療関係が崩れることである．治療者はいつも教育分析やスーパービジョンを受けて，逆転移をおこさないよう注意する必要がある．

B. 現代の力動精神療法

1. 自我分析

a. 自我分析の特徴

　Freud 後におこった運動が "自我分析"（ego analyse）である．これは現代では力動精神療法（psychodynamic psychotherapy）と呼ばれるものである．

　その特徴は以下のようにまとめられる．

- 行動は本能によってのみ決定されず，自我によっても決定される．
- 自我は本能とも現実とも離れて自律した実体である．
- 自我は環境に適応できるよう欲望を押し進める．
- 自我は本能とは別に独自の満足を有する．
- 精神分析に比し，環境と健康をより強調する．
- 人格は精神分析が考えるほど幼児期のみに決定されることはなく，幼児期以後でも変化し，可塑性は高い．
- 人間は能動的存在であり，欲望や環境の奴隷ではない．
- 意識や学習された行動は，人間の適応の基本的なものである．つまり，人間にとって無意識が最も重要な行動原理ではない．

b. Freud との対比

　力動精神療法の主要な貢献者は，K. Horney（ホーナイ），A. Freud（アンナ・フロイト），E. Erikson（エリクソン），D. Rapaport（ラパポート），H. Hartmann（ハルトマン）などである．彼ら自我分析家が注目したのは，環境や状況をコントロールする人間の力や，本能的な欲望を満足させるための手段を選ぶ能力である．Freud のように心の内部だけの闘いとはとらえておらず，自分と外界，本能と外界といったように，人間をより広い環境の中に住む有機体とした概念を取り入れている．

　そして，Freud がイド（id）や性欲を重視したのに対し，それ以上にエゴ（ego），つまり自我を重視した．自我とは，現実原則に基づき外界を知ると同時に，内界の欲望〔エス（es）〕を防御し抑圧するものである．そして現在生きている状況に焦点を当てて，詳細に自我を分析した．

　Freud によれば，イドつまりリビドー（libido）がまずあり，そこから自我が生まれてくるのであ

るが，自我分析家は，生まれたときから自我の機能が働いていて，それがさまざまな活動を行うという仮説を立てた．

また，Freudは本能的な衝動が満足され，その緊張が低下することが人間の行動パターンと考えるが，自我分析家は自我の機能それ自体がエネルギーをもち，自分自身である種の満足を得るものと考えている．つまりFreudにとって社会はその個人のリビドーやエス，あるいは衝動の満足を抑制するように働くものであるが，自我分析家は個人の社会的な交わり自体，人間にある種の満足を与えるものと評価する．つまり，親しさや広い意味での愛といった対人的喜びや，自尊心，社会的安全感といった社会的欲望を問題にするのである．

2. 短期力動精神療法

精神分析が何年もかかることへの反省をふまえ，短期の治療を目指したのが"短期力動精神療法"（brief psychodynamic therapy），いわゆるブリーフ・サイコセラピーである．これには経済的な理由，保険がかかりすぎるのを防ぐ理由もあるが，時間を制限することで治療目標をより明確化し，かつ限局化できるという大きな意味が含まれている．

時間を制限するのとしないのではどちらが有効かという調査が行われているが，M.P. Koss（コス）とJ.N. Butcher（ブッチャー）による1986年の調査では，時間を制限したほうがより有効であったと報告されている．

a. 短期療法の方法論と特徴

短期力動精神療法の先駆者は，Freudの弟子のS. Ferenczi（フェレンツィ）とF. Alexander（アレキサンダー），T.M. French（フレンチ）たちである．KossとShiang（シアン）は，本療法の共通事項を以下のようにまとめている．
- アセスメントはできるだけ早いうちに行うべきである．
- 患者に，治療は限られた期間，6～25回の面接で改善が期待されると説明する．
- 治療の目標は具体的で，患者の最も悪い症状の改善を目指し，患者の人生でおこっているさまざまなことを理解させ，それに対応できるようにする．
- 解釈は，過去の感情よりもむしろ，現在の患者の生活状況と行動に向けられる．
- 転移性神経症が生じるのは望ましくはないが，治療者の示唆や忠告を患者が受け入れるために，幾分かの好意的な転移はありうる．ただし，軽くすむように治療者は周到に操作する．
- 心理療法は治すのではなく，患者の人生の避けられないストレスに対して，よりよく対応できるように，社会的学習を助けるのが目標だということを理解してもらう．

短期力動精神療法には，対人関係を主に取り上げた対人関係論的力動精神療法も含まれている．これはいうまでもなく自我分析を中心とし，患者をとりまく環境の相互作用を強調するものである．この方法の先駆者は，H.S. Sullivan（サリバン）らで，ネオ・フロイディアンと呼ばれている人たちである．

b. 短期療法の適応例

短期力動精神療法が有効なものに，ストレスや人の死亡からくる悲しみ，晩年のうつ病，感情障害やパーソナリティ障害などがあるといわれている．文献では，不安障害，特に外傷後ストレス障害にきわめて有効であると報告されている．さらに，アメリカ精神衛生研究所のM.M. Weissman（ワイスマン）らの調査では，対人関係的精神療法がうつ病にきわめて有効であることが確かめられている．

力動精神療法が適応となる人は，次の条件を満たす必要がある．
- 理解しようという強い動機があること
- フラストレーション耐性が強いこと
- 洞察する力を備えていること
- 現実感覚をはっきり保持している人

- 衝動のコントロールができる人
- 解釈に対し，内省的に考えられる人

症例 1

38歳の女性がパニック障害で外来にやって来た．私が「パニック障害がおきるには原因があると思いますよ」と言うと，彼女は「そんなものはまったくありません」と言うのみであった．そこで「1週間あなたなりに考えていらっしゃい」と言った．翌週，彼女は「先生，わかりました．私は生命保険のセールスをしていて，その支店では一番売り上げがよく，評判の人間なんです．だから私は自分の仕事に誇りをもっていました．ところがある日，あるマンションに行ったら，40歳近くの男性がいるだけでした．私はいつものようにさりげなく生命保険に入っていただけませんか，と保険の説明をしたのです．するとその男性は，にやっと笑って，生命保険に入る代わりに私の身体を要求してきました．その笑い方が不気味で，また自分を売ることでセールスをやっているのか，あるいはそういう可能性があるのかと考えるとぞっとしてしまい，あわてて逃げてきたのを覚えています．私はそのとき初めて自分の仕事に自己嫌悪を感じたのです．その翌日から私はパニック障害になったのです」と述べた．

自分の気づかないところにあるトラウマ，ストレスによってパニック障害がおこったことに気づき，それから少しずつ治っていった．このように隠れた欲望，隠れた不安を見いだすのが力動精神療法の一般的な方法である．

■**復習のポイント**
1. 力動精神療法と古典的精神分析の違いについて述べよ．
2. 短期力動精神療法の方法論について述べよ．

第20章 認知行動療法

■学習目標
- 認知行動療法（認知療法）の概要を知る．
- Beckの方法論の概要を知る．

A. 認知行動療法とは

　認知行動療法は，精神分析のもつ無意識や解釈という科学性の欠如をなくそうとしたものである．また，フロイトの精神分析学派は医師の権威を重んじたのに対し，認知行動療法では患者と治療者が一緒に問題点を考え，工夫し，解決策を探るという基本的姿勢から出発した．

1. 認知の歪み

　本療法を始めたA.T. Beck（ベック；1921–）は，A. Bandura（バンデュラ；1925–）の行動療法や，A. Adler（アドラー；1870–1937）派，K. Horney（ホーナイ；1885–1952），H.S. Sullivan（サリバン；1892–1949）の力動精神療法の影響を受けているが，彼が重視したのは"認知の歪み"である．認知の歪みは感情の歪みを生じ，それがさらに認知の歪みを生むというように，感情にも影響を与えると考えた．人間はそれぞれ認知フィルターをもっており，それによって世界を解釈する．この構成が歪んでいたり，機能障害をもっていると，人間はうつになったり，不安になったりするとBeckは考えたのである．

　認知行動療法は1週間に1度か2度で，15〜25回で終結することが多い．精神分析のように1週間に3回で3年というように長い期間を必要としないのが彼のモットーである．認知行動療法は本来，認知療法として出発したが，認知だけでなく行動療法を入れることによって，治療を完成させようとした．たとえば，精神分析で「ああ，わかった」というだけでは患者は治らない．「わかっているけどやめられない」という側面を考えるならば，当然，行動の改善を目指さなければならない．

2. 否定的自動思考

　Beckはまず，うつ病の認知療法から始めた．うつ病者や不安障害者は，幼児期より歪んだ図式，つまりスキーマをもっている．これらは通常，心の深部に潜在していて，ある程度のまとまりを示すと人格に組み込まれる．

　なお，うつ病や不安障害の脆弱因子として，2つの人格類型が見いだされている．1つは自立型，もう1つは社会親和型と呼ばれている．自立型は絶えず独立性を確保しようとし，行動と自由とプライバシーを守り，自分で決定しようとする．社会親和型は対人関係に重きを置き，そのなかで自分が受容されるか，愛情を得るかということが最大の問題となる．

　自立型の人は，自立心や自己決定が危うくなったときにうつ病になりやすいというスキーマが発

動されるとBeckは考えた．社会親和型は，いうまでもなく「人から受容されないのではないか」，「人から見て自分は魅力がないのではないか」という認知が生じると不安発作が発動されると考えられている．

このように，Beckは認知の歪みのみならず，その背景にある病前からの人格傾向に言及していることに注目すべきである．ストレスなどでその歪んだ人格傾向が誘発されると，認知操作というものが働くという．その操作は，①選択的な抽出，②独断的な推論，③過剰な一般化，④誇大視ないし過小視，⑤自己関連づけ，⑥絶対的二分法思考である．これらの否定的な自動思考が発動される結果，うつ病が生じると考えられている．

Beckは，このような歪んだ自動思考を患者と治療者が協力して見つけ，それを改善することを心がけている．

Beckのこの否定的自動思考は，統合失調症（精神分裂病）やパーソナリティ障害にもあると考えられるようになり，認知行動療法は現在，アメリカで最も注目されている精神療法である．

- まず短期療法を目指していること
- 認知の歪みを患者と治療者が互いに見つけること
- 行動療法でその認知の歪みを改善すること

これらは実際，ほとんどすべての精神障害に適用され，多くの人が相応の理論と成果を得ている．

B. 認知行動療法の実際

以下に，境界性パーソナリティ障害と統合失調症の認知療法・認知行動療法について紹介する．

1. 境界性パーソナリティ障害

a. 力動精神療法の取り組み

境界性パーソナリティ障害（ボーダーライン）は，今まで主に力動精神療法によって治療されていた．力動精神療法は "here and now" というように，まず現在のストレスを大きく問題にする．1対1の対面により，そのなかでおこる転移の解釈や夢の解釈が重要だと考えていた．

ボーダーライン治療の先駆者はO.F. Kernberg（カーンバーグ）やMasterson（マスターソン），K. Gunderson（ガンダーソン）といった人たちであるが，みな古典的精神分析から力動精神療法に移った人たちである．

精神分析に最も近いKernbergは，自分の治療法を表現療法（expressive psychotherapy）と名づけているが，ボーダーラインの一番の問題はsplittingつまりgoodとbadの2つの統合ができないことであると主張している．そして自分の中のbadな部分を他人に投影して，自分を守ろうとする．そのため彼らの治療は，攻撃性や怒りの分析が中心になると考える．

Mastersonは，ボーダーラインの根本問題は発達停止であると考え，成熟を促し，見捨てられているという感情を治すことを目標とした，人格の再構築療法（reconstructive psychotherapy）を発表している．

Gundersonは，この3者のなかでは最も柔軟である．Gundersonの考え方は実証的で，分析的な概念を排除しているのでわかりやすい．すなわち，以下のような5つのボーダーラインの特徴を述べている．

①対人関係できわめて感情の色濃い不安定な関係をもってしまう．
②操作的な自殺未遂がみられる．
③不安定な自己感（sence of self）と否定的な感情が顕著である．
④自我違和的・精神病的体験がある（つまり，時に精神病的な症状があるが，それは本人もおかしいと感じる）．
⑤衝動性と達成能力が低い．

そして，分析的療法を織りまぜて，そのときそのときに応じて臨機応変に対応する治療法を示している．

b. 認知行動療法の取り組み

これに続いて，昨今Beckたちの認知療法，M.M. Linehan（リネハン）たちの認知行動療法も大きな勢いをみせ始めている．

ボーダーラインはきわめて情緒的で，激しい感情の嵐に巻き込まれるパーソナリティ障害である．それを認知的に治療するのはいささかためらうが，彼らの治療法をよくみると，情動がおこる前の段階で理性的な思考が入り込む余地があるかを検討しており，それによって激しい情動を抑える認知パターンを獲得することを目的としている．

c. Beckの認知療法

(1) 二分法的思考の是正

Beckの理論では，ボーダーラインは基本的に，
- 「この世界は危険で悪意に満ちている」
- 「私は無力で傷つきやすい」
- 「私は生まれつき嫌われものだ」

という認知の歪みをもっているとされる．さらにこの認知の歪みは，白か黒かの二分法的な思考になっていることが特徴的であると述べている．

たとえば，「この世界は危険で悪意に満ちている」と考えるか，逆に「この世界は安全でみんながやさしい」と考えるかである．「私は無力で傷つきやすい」か，「私は強い．誰からも傷を受けることはない」，また「私は生まれつき嫌われものだ」か，「私は昔から誰からにも好かれている」という二分法が働いており，中間がないことがさまざまな情動的な障害を生み出すものと考えている．

さらにBeckは，急激な気分の変化と劇的な行動の変化は，かなりの部分，二分法的思考に起因しているといえるだろうと述べている．したがって，この二分法を是正しなければならないことになる．そこで，二分法が患者自身に役立つかどうかを一緒に考え，役に立たないなら破棄し，より妥当なより現実的で中間的な見方，あるいは多角的な見方を獲得するように指導していくことになる．

(2) 衝動の抑制

また認知療法の先駆者であるLinehanは，ボーダーラインの中心となる問題は，極端な情動反応を適切に制御することができないことだと考えている．Beckたちもこの考えを採用したうえで，行動療法的に衝動を制御するための介入法を提示している．

まず，行動に移す前に衝動に気づくこと，つまり自己監視を行い，自動的思考を抑える，つまり衝動を抑制することの利益と不利益を検討し，衝動行動以外の選択肢を考える．次に，患者がどう反応するかを検討し，望ましい反応を選択できない理由に恐怖心があるなら，それに挑戦させる．そして妥当な反応を選択し，実行する．必要があれば，トレーニング，指導を行う．新たな反応の有効性を検証するために行動実験を行うこともある．

この方法が有効であるためには，治療者が強制的に患者に押しつけるのではなく，妥当な判断や行動を見つけることによって，衝動的に振る舞ったあとの罪悪感を少なくするために行うというモチベーションをつけることである．

Beckの治療は，週1回のセッションで1年半～2年半かかると考えている．これに対して，精神分析的治療は5～7年かかる．

d. Linehanの認知行動療法

弁証法的行動療法とも呼ばれ，患者の特徴ある症状を取り上げ，それを系統立てて是正しようとする治療法である．たとえば，「感情をうまく統制する」，「欲求不満に対する耐性を強める」，「対人関係を良好にする」，「自分自身の全体を統制する」など，マニュアル的方法論を用いている．

ボーダーラインにとって一番の問題は「情緒の統制が不十分である」ということである．これは，生物学的な問題から心理学的な問題にまで広がる大きな問題である．そこで，その情緒的な行動をおこすとどういう結果になるか，不利になるのか有利になるのか，心地よく生きられるのかなど，徹底的に議論する．これがLinehanの弁証法的認知

療法の根幹である．しかし，そのプロセスにまでもっていくのが，またきわめて難しい．Linehan流の認知行動療法は，これができるか否かにすべてがかかっているといってよい．

　つまりLinehanたちの考えは，行動をおこす前にその結果を考え，それによって行動を選択するということに尽きるが，衝動的な彼らに適用できるかどうかはきわめて厳しい．しかし，あえてそれをするのが治療者の力であり，同時にできるように努力する患者の力も重要である．その意味で，単に理屈を述べるのではなく，彼らが抑えるべき行動をどうしたらよいのか互いに考え合う，それが弁証法的な行動療法であるとLinehanたちは考えている．それはきわめて人間的なことであり，これからの心理療法にとっても重要である．

e. 総合的なアプローチ

　認知療法というと，いかにも知的な認知に力点がかかるようであるが，それは表面上の問題であって，実際の治療では認知に伴う情動のコントロールを目指すのである．しかし残念ながら，ボーダーライン患者のなかには，がまんしながら自分の認知の歪みを訂正していくことに耐えられず，すべてを破壊し，衝動行動や自殺に走ってしまう人も多い．その場合は，行動を抑制せざるをえないこともある．したがって，認知療法だけで治そうとせず，行動療法的なステップを踏んだり，幼児期の問題を原因とするボーダーライン患者には，時には力動精神療法的でアプローチしなければならないこともある．

　どの疾患にもいえることだが，1つだけの治療法で治そうとするのは危険である．そのときそのとき，臨機応変に対応する必要がある．認知療法はそのなかの1つだと考えるべきである．

2. 統合失調症

a. 種々の療法の試み

　統合失調症の精神療法は，今もって十分に普及していない．まず薬物療法があり，現在ではSST（social skills training；生活技能訓練）を中心としたリハビリテーションやデイケアでの集団活動が治療の主になっている．

　しかし，筆者らが病棟で患者を診るときには，自分で気づかずに支持療法を行っているのである．つまり，統合失調症者の自尊心を引き上げ，自我能力の低下を支え，それによって現実適応能力を高めようとしている．方法はきわめて簡単で，単に指示を与え，指導することである．

　統合失調症者に関する知識は，20〜30年前に比べ，はるかに積み上げられている．認知的研究，生物学的研究が進み，心理教育的アプローチや家族療法的アプローチなどが現実に行われている．支持療法もこれらをすべて包含しており，それに基づき示唆や指導をしているのである．わが国での精神療法は，ほとんどこの支持療法といっても過言ではない．

　しかし認知療法は，直接，統合失調症者の妄想や認知の歪みを是正することに焦点を当てるものである．認知療法はBeckとA. Ellis（エリス；1913–）によって展開されたが，Sullivan, Adler, Horney, S. Arieti（アリエティ）らが影響を与えている．Arietiの考え方は，Beckの認知療法にきわめて近いものであったし，特にL. Perris（ペリス）は本格的に妄想の認知療法を展開した優れた精神科医である．しかし，今もって統合失調症者の認知療法は十分に普及しているとはいえない．ここで現時点での認知療法の実際を筆者の症例からみてみよう．

b. 妄想に対する認知療法の試み

　1952年にBeckは，統合失調症の慢性妄想についての最初の治療経験を報告している．しかもそれ

は成功例であった．筆者はこの論文は知らなかったが，Arietiの試みは知っていた．ところが，いざ実際に認知療法を行おうと思っても，結局は自己流にならざるをえなかった．そこで筆者は，自分流に統合失調症者の妄想を認知療法的に治療しようと試みた．まず，妄想的考え（delusional idea）があれば，それに"妄想"というラベルをつけ，それをego-alienなものにする，つまり自己と切り離すことにより，やがて社会に適応するような考えが優位を占めるように導くことであった．

方法は単純であるが，実際はきわめて困難であった．ラベルも各患者さまざま，症状に合わせて名づけなければならない．のちにこの方法はArietiらが行っていたのと同じであることを知った．またBeckの考えを知り，その影響を受けるにつれ，統合失調症者に本格的に適用する自信になった．

こうしてBeckは，妄想も認知療法の治療対象であることを明らかにしたのである．その後は，多くの人がこの方法にチャレンジし，J.S. Adams（アダムス），Milton（ミルトン），Patwa（パトワ），R.J. Hafner（ハフナー），Hole（ホール）というような，Beckの影響を受けた認知療法家が彼らなりの工夫を加えつつ，妄想を取り除くことを試みた．

c. Arietiの認知療法

先駆者であるArietiは，認知療法を行ううえで次の4点を患者に意識させるように述べている．
①関係妄想的な態度を身につけている．
②自分が人に脅かされているという曖昧な考えを，具体化してしまう傾向がある．
③妄想を維持しようとしている．
④わずかであれ洞察力をもっている．

Arietiはさらに，関係妄想的な態度（referential attitude）があればそれを1つのラベルとし，患者に伝えることが重要であるといっている．関係妄想的態度は，いずれ妄想に転じるということを彼らに教えるわけである．このように，症状がまだ曖昧な段階で介入することにより，妄想であると意識させ，それを自分で打ち消すように導くの

がArietiの治療法であった．この方法はBeckの方法ときわめて類似しており，認知療法と考えてよいであろう．

d. 認知行動療法の危険性

一方，Jacobs（ジェイコブス）は，妄想への精神分析的な解釈はほとんど意味がないと述べている．治療者が説明することはすべてが正確であるため，患者に「自分よりも正確なものがある」と思わせることになり，妄想を解体するよりも，むしろ強めてしまうと述べている．

いかなる方法論を用いようとも，妄想を正すことは実に困難な作業である．まずは患者と十分な信頼関係が結ばれていることが最大の条件である．そして治療者は，生きる方向性を失った患者に羅針盤のように，あるいは燈台のように機能する必要があるとMahler（マーラー）は述べている．そして患者が考えている以上のレベルに急いで押し込むことは危険である．なぜなら表面上その妄想が消えたとしても，それは中に潜むだけであって，なんら意味がないと述べている．

認知療法は統合失調症の妄想への対応に着手して，それに成功しつつあるようにみえる．しかし，それには薬物療法の適切な効果により妄想がやや和らぐことが必要条件で，さらに知的レベルがある程度以上ないと無理だと筆者は考えている．

症例

42歳の男性がうつ病で外来にやって来た．話を聞いてみると，会社でちょっとした失敗があり，それ以来「自分には能力がない」，「会社のみんなに申し訳ない」と会社へ行く元気を失い，家に閉じ込もるようになったという．筆者が「どういう失敗だったのですか」と聞くと，約束を忘れてしまったのだという．「ではその失敗で，あなた自身の全能力がないと判断するのは妥当なことでしょうか」と聞くと，「いや，まあそういわれてみればそうですけど」と言う．さらに筆者は「それは自分の能力を過小視しているのですよ．その判断は現実的ではないでしょう．自分の失敗した一部だけが問題なのであり，さらにたまたま失敗したのであって，能力全体の問題ではないでしょう」と，彼の

認識の狭窄した部分を指摘した．

ところが彼は，「こうなったら会社を辞めて，迷惑をかけた謝罪をしたいと思います」と述べた．「会社はあなたの失敗で被害を受けたのでしょうか」と聞くと，「まあ，私の失敗した部分に関しては被害は残ったでしょう」，「それはそうでしょうね．しかしそれはわずかな損害であって，会社全体に及ぶものではありません．実際，まわりの人たちは会社の損害になったとは思ってはいないのです．あなたはここでも自分の能力を過小視することで，そして白か黒かで判断し真ん中をじっくり考えることなく自己決定をしているのです．これがうつ病になる考え方であって，ぜひ修正しなければならないものです．つまり，自分の失敗はどのレベルであるかという現実をはっきりと見定め，それを過剰に考えないことが必要です．これを過大視したためにうつ病が生じたのです」と，少しずつ認知の歪みを修正していった．これが認知行動療法の具体例である．

■復習のポイント
1. Beckの認知療法について述べよ．
2. Linehanの認知行動療法について述べよ．
3. 力動精神療法と境界性パーソナリティ障害の治療の関係を述べよ．

第21章 支持療法

■学習目標
- 支持療法の歴史について知る．
- 現象学的態度について理解する．
- 心理教育的アプローチについて理解する．

A. 支持療法とは

1. 特徴

　心理療法を始めるにあたっては，支持療法（supportive therapy）から出発するのが妥当である．こういうと，いかにも簡単な方法にみえるが，実際には軽症の患者か極端に重症の患者に適用される．したがって，軽症の患者をみる限りは楽な治療法であっても，重症患者には支持療法のもつ意味はきわめてデリケートで，熟練した人でなければうまく活用できない．

　歴史的には，ギリシアのPlaton（プラトン；427–347 B.C.），Aristoteles（アリストテレス；384–322 B.C.），Hippocrates（ヒポクラテス；460?–377? B.C.）に始まるが，現代ではKnight（ナイト）をあげるべきである．1954年に「支持療法とは，なんらかの示唆や安心感を与え，適切な支持と説得，さらには相談を行い（カウンセリング），再教育することである．他のテクニックも使うが，それは心理学的にみてきわめて脆弱な人たちに適応されるか，心の内面を探られることに防衛的な人に使われる」と述べている．

　またPinsker（ピンスカー）とRosenthal（ローゼンタール）は1992年に，「支持療法は症状を緩和させ，自尊心を維持あるいは回復させ，適応能力や心理学的なその他の多くの機能を維持回復させることにある」と説明している．さらにNovalis（ノバリス）らは精神分析と対比し，「精神分析は自分の感情を表現していく心理療法なので，感情を掘り下げ不安を呼びおこす可能性がある．しかし支持療法は，不安をなくそうとするための心理療法で，感情を掘りおこすものではない」と説明している．

　このような説明をまとめると，支持療法は治療者が積極的に感情の安定化を助けるもので，患者の社会的な機能の向上を目指し，能力を高めるということになる．

　日本人には一見C.R. Rogers（ロジャーズ；1902–1987）の非指示療法と似ているように思われるが，Rogersの療法は患者に指示や助言を与えず，あくまでも共感に徹するものである．この支持療法も共感し，自尊心を守り高めるところに一番大きな目的があるが，最終的には指示や助言が重要な要素となる．

　自我が脆弱な人，ストレスに弱い人，あるいはいわゆる重症な人は，自分がどうしてよいか決められないので，助言が欲しいと思うのは当然である．それなのに共感的に聞くだけでは，彼らはいっそう不安になる．決定できる力がない彼らの決断

をじっと待つことは，時に残酷ですらある．したがって支持療法とは，患者の自我の肩代わりをし，彼らに代わって決断や行動の選択をする方法ということができる．

だからこそ治療者の責任は重く，どのような助言，どのような指導が好ましいか，その内容とタイミングを判断するセンスが強く要求される．しかも精神医学，臨床心理学の知識と経験が十分に蓄積されていなければ，患者の病像に合った適切な助言はできない．

また支持療法の大きな特徴は，特定の理論や概念にこだわっていないことである．その意味では頼りないといえるかもしれないが，現実には人間は多様であり，理論に基づくことは時に危険である．むしろ理論をできるだけ廃して，あるがままに人と接する態度が重要である．したがって，理論がないのは短所ではなく，むしろ長所であるといえる．つまりその人の生きたセンス，生きた感覚，生きた直感が要求されるのである．これは現象学的態度といえる．

2. 目標

支持療法の一般的目標は，以下のとおりである．
- 支持的に治療者-患者間の関係を深める．
- 患者の力，生きていく技術，あるいは周囲の援助を利用する能力を高める．
- 患者の主観的な苦痛や行動上の問題を少なくする．
- 患者の精神的症状からできるだけ自由にさせる．
- 健康な自己防衛を強め，逆に病的自己防衛を弱める．
- 自尊心を高める．
- 現実判断能力を強める．
- 治療を通じて，できるだけ患者の自立する力を高めていく．

また Novalis は，治療は「患者の自然な流れに沿って進めなければならない」と言っている．この点でも経験なしには，自信をもって患者の流れについてはいけない．しかし現実には，治療者は知らず知らずのうちに各種治療法の折衷的方法を取り入れているのも事実である．また特定の理論をもたないといっても，人間はなんらかの価値観なしには生きられないので，それが治療に反映してしまう可能性もある．したがって，できるだけ自分の価値観を吟味する力が要求される．

3. 治療効果

1983 年には恐怖症の治療効果が証明され，またアメリカ国立精神衛生研究所によってうつ病に対する効果が示されている．また精神分析で有名な Meninger Clinic で，O.F. Kernberg（カーンバーグ）らが精神分析や力動精神療法を主とする表現的治療と支持療法との比較を行っている．彼は，支持療法で治療に成功するには，治療者にきわめて高い技術が要求されると述べている．精神分析のように感情の根源を掘り下げていく治療法のほうが一見技術が高いように思われるが，支持療法のほうが高い技術を要求されるというのである．精神分析の大御所である Kernberg の言葉であるだけに，重みのある言葉である．

Kaplan（カプラン）らのテキストをみると，支持療法は患者の防衛力を取り戻し，そして強め，損なわれた統合能力を回復するのが大きな目標で，患者が罪悪感や恥ずかしさ，不安，フラストレーションで困っているときには受容し，依存心を受け入れるべきであり，その時間を十分設ける必要があると述べている．

彼らによると支持療法にはいくつかの方法があるが，いずれにも下記の事項が含まれる．
- 温かく友好的でありながらも，治療者の強いリーダーシップが要求される．
- 患者の依存心がある程度満足されなければならない．
- 最終的には依存心から脱却し，独立心の発展を促す．
- たとえば趣味のように，好ましい昇華を発展さ

せるよう援助する．
- 適切な休息と気晴らしを見つける．
- 過度な外的苦痛を除いてあげる．
- 必要ならば入院をすすめる．
- 症状を軽減するのに薬物を投与する．
- 現在患者がかかえている問題に対して指導し，忠告をする．

　支持療法が効果的な疾患はうつ病，統合失調症（精神分裂病），ある種の恐怖症となっているが，実際にはその他多くの疾患に適応できる．

B. 支持療法の実際

1. 治療の具体的な進め方

a. 自尊心を高め保証すること

　自尊心を高めることは，どんな病気にも重要で，病気の回復を早めることはさまざまなデータから証明されている．特に精神障害者は自尊心が低い人が多いので，精神療法でそれを高める方法が重要となる．特に支持療法では中心的なこととなる．

　自尊心が低いと，「失敗するのではないか」という予想をいつももっており，そのため過度な不安をもったり，実際おびえて失敗することも多い．また「どうせ自分はダメな人間だから」といってやらないことが多く，それがいっそう自尊心を低めてしまう．したがって，自尊心が低くなるような悪循環を食い止めることが重要である．自尊心を保つように働きかけるということは，患者の考えや行動をありのままみて，コメントすることでもある．具体的には，その人がさまざまな出来事にぶつかった場合，現実的かつ客観的に妥当性を確かめ，感情の歪みを冷静に見つめ，その修正を考えてあげることである．したがって，単に自尊心を高めるだけではなく，事実に基づいて彼らの認識や自尊心を保証してあげることが重要である．

　安心感の保証を要する患者の言動とは，次のようなものである．「私はきちがいだ」，「きちがいになりそうだ」，「私の人生は決して正常に戻ることはないだろう」，「私は死にたい」．このような激しい危険な考えを妥当な現実に戻し，本人に「本当に大丈夫なのだ」という気持ちをもたせるよう働きかけることはきわめて重要である．多くの患者は，自分の想像上の悲観論で現実を歪めてしまうことが多いからである．

　支持療法が適用できる患者は，以下のような人である．
- 強い人生のストレスにあっている人
- フラストレーション耐性が弱い人
- 内省的ないし心理学的理解に問題のある人
- 現実判断能力が低い人
- 衝動のコントロールが悪い人
- 知的レベルがやや問題の人

b. 直接的介入の行使

　直接的介入（directive interventions）もまた重要である．具体的には，「助言する」，「示唆する」，「指示する」，「誘導する」，あるいは「禁止する」といった行動を直接的介入と称する．

(1) 示唆（suggestion）

　助言や指導に比べ柔らかい表現で，直接指示したり指導したりすることではない．患者の行動や活動について，できるだけ患者の要求に合うようにする．たとえば「あなたは大学のことをお母さんに話してみた？」，「あなたは自分がカルチャーセンターに行くことをお母さんと話してみた？」といったように，示唆は「行きなさい」とか「お母さんと話しなさい」という意味ではなくて，もっと穏やかなものである．

　つまり，葛藤にふれるのではなく，まして葛藤を直接解決するものでもない．むしろ患者が諸問題に混乱しない生き方を見つけるよう援助するととらえるべきである．

(2) 助言（advice）と指導（guidance）

　患者により適応した妥当な生き方を明白に直接指示するものである．直接的な助言であるだけに，患者の状況や症状，診断的見通しを把握する長年

の経験が大いに要求される．

たとえば「君は仕事を辞めたほうがいいでしょう．よくやったじゃないか」と助言する場合，患者が仕事をできる状態かどうかの厳密な計算がなされなければならない．それを大幅に間違えると患者の信頼を失うことになる．したがって，経験が豊富になればなるほど，「この患者はもはやこの仕事で働くのは難しい．これ以上いくと不眠症がおこり，うつに入るだろう」とか，「これ以上仕事をすると荒れて，暴力的になるかもしれない」という予測がなされなければ，明白な助言はできないのである．

(3) 心理教育的アプローチ

昨今は心理教育的アプローチが重要になっている．なぜならば，今までに積み上げられた精神医学的・臨床心理学的知識はかなりのレベルに達し，病気の原因，治療法，予後などが明確になってきたからである．そのことを患者に説明することは非常に大事な支持療法といえる．

2. 精神分析との違い

Sidneys（シドニーズ）と Tarachow（タラチョー）は，支持療法と精神分析の違いを以下のように述べている．

治療中に転移という現象がおこる．転移とは，患者が治療者に自分の幼児期に出会った重要な人物，多くは母親ないし父親ということになるが，その関係を治療者に向けてくることである．精神分析にあっては，これは非現実的な対人関係ということになる．つまり，一種の現実感覚が弱まった状態でおこってくる誤りと考え，その分析が重要な意味となる．他方，支持療法ではこれを現実のものとして扱い，解釈や分析をせず，その感情の流れをしっかり受け止めることに意味があると考える．患者が治療者に向ける感情は親への幼児的感情とのみ考えず，そのまま今みられる感情として受け止めるということである．言い換えれば，転移に含まれている誤解や幻想を特に解釈することなしに，治療者と患者の距離をいつも調節するということである．

また，精神分析はさまざまな防衛メカニズム，たとえば置き換え，投影，取り入れといった防衛を分析するのが目的であるが，支持療法は，患者を安定させるために防衛をあえて認め，時にはその方法を教えることすらある．

3. うつ病に対する支持療法

支持療法の適応は以下のとおりである．
- 他の心理療法が失敗した場合
- 自殺念慮がきわめて強い場合
- うつ病の気分によって認知的な歪み，あるいは論理性が損なわれている場合．つまりうつ病特有の思考の歪みが頑固にみられる場合
- いわゆる医学的病気からくるうつ病
- 身体化症状や病識がない場合
- 現実感覚が乏しい場合．こういう患者には高レベルの指導を行わなければならない．

a. 安心感

うつ病の患者に行う支持療法は，まず安心感を与えることである．そこで「トンネルが終われば明るい光がある」，「うつ状態というのは，ある限られた期間しか続かないものである」という説明をする．このことは当面意味がなくても，のちに患者が回復期に入ったとき思い出す．

また，「うつ病とは，いわばエネルギーのなくなった状態である」という説明をし，「あなたにエネルギーがないならば，普通の活動ができないのは当然でしょう．しかし，しばらく経てば顕著に改善します．だから，自分は治らないなどと決めつけたり，くよくよすべきではない．うつ病が改善すれば，あなたはすぐにもエネルギーを取り戻せるのです」．このような言葉で，うつ病者の自殺に駆り立てる勢いを止めることがある程度可能だと考えられる．

b. 罪悪感の軽減

うつ病者は，特に自尊心の低下や自己不確実感に悩まされているので，自尊心を回復させることは特に重要である．

うつ病者は言葉が少ないが，あまりにも沈黙が長いのは有害である．そして往々にして自虐的要素をももっているので，その傾向を緩和するような助言をすべきである．たとえば「あなたは自分にあまりにも厳しい．それはあなたの考えている目標が，理想的すぎるからかもしれませんね」といったような言い方をする．またうつ病者は，うつ病にかかっていると同時に，うつ病そのものを嘆いてうつになっている，つまり，自分のうつ病に対してのうつ病という状態になっており，この点を指摘すべきである．

c. 依存性

支持療法は，ある程度患者の依存性を認める立場にあるが，それにも限度がある．しかし，一般にうつ病者は自分の無力感に打ちひしがれているので，ある程度の依存を認めることは当面重要なことだと考えられる．

d. 喪失体験

うつ病はなんらかの喪失体験から引きおこされることが多い．知人や親族の死亡，あるいは財産の喪失，仕事の喪失などであるが，これらを自分の責任として自分を責めることでうつ病に発展するのである．患者をそのままにしておくと，ますますうつを深めていく．したがって，過度の自責感を指摘し，それを公平な見方に是正する必要がある．

さらに，うつ病は日常の気分の変動ではなく病気であり，本格的治療を要することを指摘し，自責感を軽くすることが重要である．

e. 改善の徴候

うつ病が改善していくプロセスを患者の多くは気づかないので，その徴候を知らせることは大きな力づけとなる．ただし，回復期に往々にして自殺の危険性があるので，それについては十分な注意が必要である．

f. 家族との協力

家族および患者に，うつ病の生物学的な原因や治療方法を説明し，家族の理解を求めることはきわめて重要である．家族は時には患者を"怠け者"としてとらえることが多いので，これを病気としてとらえ，しかもそれがいかに苦しいかを了解してもらう．また，いずれは回復する確率が高いことを伝え，家族の協力を得る約束をする．

統合失調症者の家族療法で家族の敵意や批判，過干渉などの危険性が指摘されているが，うつ病者に対しても同じである．また患者の家族への怒りはできるだけ治療者が受け止め，家族に向けないようにする．支持療法では，心理教育的な説明を家族に行い，了解を求める．

■復習のポイント
1. 支持療法と Rogers の非指示療法の違いを述べよ．
2. 支持療法の適応を述べよ．

第22章 薬物療法

■学習目標
- 薬物の種類と副作用を知る．
- 脳内ホルモンの働きを理解する．

A. 精神科の薬物

　精神科で使用される薬物は，抗精神病薬，抗不安薬，抗うつ薬，抗てんかん薬に分けられる．しかし実際の治療では，対人恐怖にも抗精神病薬を使うことがある．そうすると，「抗精神病薬を使うのだから自分は統合失調症（精神分裂病）だ」と嘆く患者が時々いる．医師は統合失調症と考えているわけではなく，抗精神病薬が対人恐怖に効果があるから使うのである．また，パニック障害や広場恐怖に抗うつ薬を使うことがあるが，この場合も効果があるから使用するのである．抗てんかん薬も衝動性を抑えるのに効果的であるし，治りにくい双極性障害に使うこともしばしばある（**表1**参照）．

　このように，薬物はきわめてバラエティーに富んだ使い方をするので，患者・家族に誤解のないようにすべきである．昨今，精神科の薬について書かれた本が売られており，処方された薬を調べ，そこから診断名まで知ろうとする患者が多いが，これはきわめて危険である．ぜひ主治医から薬の使い方，診断を聞くべきである．

B. 薬物療法の実際

1. 副作用

　抗精神病薬の副作用は，眠気，ふらつき，便秘といった一般的なものから，手足が震えるParkinson（パーキンソン）病様の症状が出ることもある．しかしこの場合は，抗パーキンソン病薬を飲むか，抗精神病薬を控えれば，もとに戻るので防ぐことができる．またアカチジアといって，じっとしていられない，ぐるぐる歩き回ったりいらいらする副作用も，抗パーキンソン病薬や抗不安薬などで改善するので，苦しかったらなるべく早く治療を受けるべきである．

　また，ジスキネジアといって舌を中心として頬や顎などに不随意運動が生じることがある．これはなるべく早く治さなければ，時にもとに戻らない場合もある．その他，高熱と筋肉の硬直，意識障害をおこす悪性症候群も稀に生じる．

　このように，副作用を述べると薬を飲むのが怖

表1　薬物の作用

SSRI	脳のセロトニンを増やす
抗うつ薬	脳のノルアドレナリンを増やす
抗精神病薬	ドパミンを減らす
抗不安薬	青斑核に働きかける GABAを強化する
抗てんかん薬	電気的発射を防ぐ 衝動性を抑える

くなるが，副作用の出る確率はきわめて低く，それよりも症状の改善がはるかに高いことはいうまでもない．

(1) 抗不安薬

眠気，ふらつきの副作用がほとんどである．特に薬を飲んだのち1週間は車の運転をしないのが常識である．これは抗不安薬に限らず，精神科で使用するすべての薬物にいえる．

(2) 抗うつ薬

喉の渇き，便秘のほか，抗不安薬と同じ眠気，ふらつきが生じやすい．しかし，抗うつ薬はきわめて効果が高いので，眠気があるからといって，すぐやめるのは問題である．

うつ病の初期は静かに休むべきで，その意味で薬物による眠気を副作用とは考えず，身体を休めるのを助けてくれると考えるのがよい．また排尿障害がみられることがあるが，これも改善薬があるので，早く主治医に相談すべきである．

(3) 抗てんかん薬

ふらつき，めまいが副作用の主となる．さらに，内科的な副作用として白血球減少症などがあるので，時々血液検査をするのが妥当である．またこれらの薬物は総じて肝臓に負担をかけるので，時々肝機能を調べなければならない．人によっては肝臓障害が生じることがある．

2．薬物療法中の患者・家族の注意

病気の再発は，自分勝手に薬をやめてしまうことから生じることが圧倒的に多い．統合失調症などは半年で40%の再発があるが，その理由のほとんどが薬を勝手にやめたことから生じている．これは絶対に避けるべきである．

いつやめるかは精神科医の技術や経験に基づくので，「そろそろやめてもよい」という判断による「じゃあ今度から薬はやめることにしよう」という治療者の言葉を待つべきである．

■復習のポイント
1. 薬と脳内ホルモンの関係を述べよ．
2. 各薬物の副作用を述べよ．

資料 セルフアセスメント

（過去の国家試験出題問題より）

問題 1 ノーマライゼーションの原理で誤っているのはどれか．
1. 身体的機能の正常化
2. 通常の生活リズム
3. 平均的経済保障
4. 自己体験の自由な決定
5. 正常な近隣関係

（1997 共通問題 66）

解答 1

解説 ノーマライゼーションとは，障害をもつ者ももたない者も人間として一緒に生活を送れるような社会を目指すことであり，身体的機能の正常化を原理とはしない．

問題 2 投影法を用いた検査はどれか．
1. WAIS（ウェクスラー成人知能検査）
2. YG 性格検査
3. TAT（絵画統覚検査法）
4. MMPI（ミネソタ多面人格検査）
5. 田中・ビネー式知能検査法

（1998 共通問題 56）

解答 3

解説 心理検査のなかの投影法とは，無意味な図形や意味のはっきりしない絵画を見せ，これに対する反応のしかたによって性格傾向をみる検査法である．TAT（絵画統覚検査法）がこれにあたる．

問題 3 PTSD（外傷後ストレス障害）の症状として適切でないのはどれか．

1. 集中困難
2. 睡眠障害
3. 思考化声
4. 焦燥感
5. 知覚過敏

（1999 共通問題 78）

解答 3

解説 PTSDは，入眠困難，易刺激性，集中困難，過度の警戒心や驚愕反応などを主症状とする．思考化声とは，「自分の思考内容が声として聞こえる」，「本を読むと，本の内容が声となって聞こえる」という病的体験．K. Shneider（シュナイダー）は，統合失調症の一級症状の1つにあげている．

問題 4 転換性障害の症状で誤っているのはどれか．

1. 失立
2. 失声
3. 尿失禁
4. 知覚脱失
5. 視覚狭窄

（1997 共通問題 77）

解答 3

解説 失声，失立，知覚脱失，視覚狭窄は，転換症状の代表的なものである．ヒステリー性の痙攣発作時にも，一般的には尿失禁はみられない．

問題 5 客観的には異常が認められないが，身体各部に異常を感じ病気ではないかと訴えることが特徴的な神経症はどれか．

1. 不安神経症
2. 強迫神経症
3. 心気症
4. 離人症
5. ヒステリー

（1992 共通問題 74）

解答 3

解説 心気症では，客観的な異常は認めないが，身体症状として，不眠，頭痛，めまい，便秘，下痢，食欲不振などあらゆる身体的不全感が出現する．

問題 6
強迫性パーソナリティ障害でないのはどれか．
1. 依存的
2. 良心的
3. 几帳面
4. 自信欠乏
5. しゃくし定規

（1999 共通問題 56）

解答 1

解説 強迫性パーソナリティ障害とは，理想や完全性を求め，ささいなことにこだわり，自己に対しては過度に批判的で，劣等感，自信欠乏をもち，他者に対しては不信感をもちやすいのが特徴である．

問題 7
神経性食思不振症（女性）にみられないのはどれか．
1. 隠れ食い
2. 強迫傾向
3. 体重減少
4. 月経過多
5. 活動性亢進

（1992 共通問題 75）

解答 4

解説 神経性食思(欲)不振症は 20 歳以下の女性に多く，無月経，食行動の異常，やせ願望，活動性の亢進，病識が乏しいなどの症状をもつ．

問題 8
摂食障害（神経性食思不振症）で誤っているのはどれか．
1. 下剤の多用
2. 過度の運動
3. 自己誘発性の嘔吐
4. 消化管の吸収不全
5. ボディイメージの歪み

（1999 共通問題 77）

解答 4

解説 神経性食思(欲)不振症は，極端なやせ（期待される体重の 15％以上の減少）と食行動の異常が主症状である．消化器疾患や精神障害を除外したうえで診断される．

問題 9
精神分裂病（統合失調症）の陽性症状で適切でないのはどれか．
1. 被害関係妄想
2. 対話形式の幻聴
3. 精神運動興奮
4. 作為体験
5. 感情鈍麻

（1997 共通問題 70）

解答 5

解説 陽性症状とは，幻覚，妄想，思考障害，緊張病状などのような急性期にみられやすい派手で生産的な病的症状のことである．感情鈍麻は，代表的な陰性症状である．

| 問題 10 | 精神分裂病（統合失調症）の陰性症状でないのはどれか． |

ア．感情の平板化
イ．自発性の低下
ウ．思考途絶
エ．対話性幻聴
オ．思考の貧困化

1．ア，イ　　2．ア，オ　　3．イ，ウ
4．ウ，エ　　5．エ，オ

（1999 共通問題 72）

解答 4

解説 陰性症状は，感情の鈍麻や平板化，意欲や自発性の低下，思考の貧困化や社会的ひきこもりなどであり，正常な機能の低下や欠損した状態である．

| 問題 11 | 緊張型分裂病（緊張型統合失調症）で誤っているのはどれか． |

1．発症は急激である．
2．慢性の経過をとる．
3．精神運動興奮を呈する．
4．昏迷を呈する．
5．カタレプシーを呈する．

（1999 共通問題 73）

解答 2

解説 緊張型統合失調症は，一般に急性に発症することが多く，緊張病性興奮や昏迷状態を呈する．予後は，破瓜型に比べるとよい．もちろん再発を繰り返しながら慢性化する場合もある．

| 問題 12 | 解体型分裂病（解体型統合失調症）で誤っているのはどれか． |

1．思春期に好発する．
2．発症は緩慢である．
3．慢性の経過をとる．
4．意欲低下が顕著である．
5．昏迷を呈する．

（1998 共通問題 73）

解答 5

解説 昏迷とは，意志や意欲が極端に低下し，自発的な言葉や行為が行われなくなる状態である．うつ病性，緊張病性，情動性やヒステリー性昏迷などが知られている．統合失調症で昏迷を呈するのは緊張型である．

問題 13

アルコール依存症，アルコール精神病について誤っているのはどれか．

ア．アルコール幻覚症では被害的内容の幻聴が出現する．
イ．断酒会は治療に重要な役割を果たしている．
ウ．作業せん妄は無理な作業を負荷したときに出現する．
エ．病的酩酊は多量かつ短時間の飲酒によっておこる．
オ．多量かつ長期の飲酒により認知症や性格変化もみられる．

1. ア，イ　　2. ア，オ　　3. イ，ウ
4. ウ，エ　　5. エ，オ

（1992 共通問題 76）

解答 4

解説 作業せん妄は，日ごろ手慣れた職業上の動作を行ったりする場合であり，病的酩酊はアルコール摂取量とは無関係だとされているが，一般的には大量に飲酒した場合のほうが多い．

問題 14

次の文が説明しているのはどれか．

「この障害は，患者の気分と活動性の水準が著しく乱されるエピソードを繰り返すこと（少なくとも2回）が特徴であり，気分の高揚，エネルギーと活動性との増大を示す場合と，気分の低下，エネルギーと活動性との減少を示す場合とがある．エピソードは通常完全に回復する」．

1. 症候性精神病
2. アルコール急性中毒
3. 精神分裂病（統合失調症）
4. 躁うつ病
5. 神経性無食欲症

（1993 共通問題 71）

解答 4

解説 躁うつ病の基本的障害は生気感情の障害である．すなわち，生気感情の正と負の両極端への移り変わりであって，周期的に経過し，のちに精神荒廃に至らないとされているので，4 が正しい．

問題 15 躁病の症状で誤っているのはどれか．

1. 爽快気分
2. 滅裂思考
3. 観念奔逸
4. 誇大妄想
5. 行為心迫

（1997 共通問題 75）

解答 2

解説 滅裂思考とは，話を聞いても文章をみても，その道筋が乱れてまとまりが悪い状態であり，統合失調症の思考障害をいう．躁状態では，考えが次から次へと絶え間なく湧き出し，早口で多弁となり，話題がどんどんわき道へそれていく．これを観念奔逸という．

問題 16 うつ病でみられないのはどれか．

ア．昏迷
イ．焦燥
ウ．徘徊
エ．行為心迫
オ．精神運動興奮

1. ア，イ　　2. ア，オ　　3. イ，ウ
4. ウ，エ　　5. エ，オ

（1999 共通問題 75）

解答 5

解説 何かをせずにはいられない状態を心迫といい，躁病のように行為として現れる場合に行為心迫という．うつ病の意欲の変化は一般には精神運動制止である．

問題 17 うつ病患者の訴えはどれか．

ア．考えが他人に知られてしまう．
イ．生き生きとした感情がわかない．
ウ．周囲の人に迷惑をかけている．
エ．考えを他人に抜き取られる．
オ．周囲の人が自分を見張っている．

1. ア，イ　　2. ア，オ　　3. イ，ウ
4. ウ，エ　　5. エ，オ

（1999 共通問題 76）

解答 3

解説 うつ病の症状は，まず生気感情の低下によって「生き生きとした感情」が低下し，悲観的あるいは自責的感情から二次妄想として「周囲の人に迷惑をかけている」という罪業妄想がみられる．

問題 18 幻聴がみられないのはどれか．

1. 精神分裂病（統合失調症）
2. 非定型精神病
3. てんかん性精神病
4. 内因性うつ病
5. アルコール精神病

（1998 共通問題 72）

解答 4

解説 幻覚のみられるものは，統合失調症，非定型精神病，てんかん精神病やアルコール精神病である．一般に内因性うつ病では，一次妄想，作為体験や幻聴などはみられない．ただし，ICD-10 では，精神病症状を伴う重症うつ病エピソードで幻聴の存在を認めている．

問題 19 アルツハイマー型老年認知症でみられないのはどれか．

1. 記銘力低下
2. 人物誤認
3. 性格変化
4. 作為体験
5. 徘徊

（1995 共通問題 76）

解答 4

解説 作為体験は，自分が自分以外のものから影響されるという体験であり，統合失調症者特有のものとされている．

問題 20 脳血管性認知症の症状でみられないのはどれか．

1. 記銘力障害
2. 思考制止
3. 感情失禁
4. 夜間せん妄
5. 人格変化

（1996 共通問題 77）

解答 2

解説 脳血管性認知症では，記銘障害が強く，感情失禁が特徴である．また特に夜間に，軽度の意識障害に活発な精神運動が加わった夜間せん妄がおこる．人格はよく保たれる場合が多いが，元来の性格が先鋭化して現れる．

問題 21 適切でない組み合わせはどれか．

1. 精神分析療法――自由連想法
2. 生活技能訓練――ロールプレイ
3. 集団精神療法――リラクゼーション
4. 行動療法――オペラント学習
5. 森田療法――絶対臥褥

（1999 共通問題 59）

解答 3

解説 集団精神療法は，メンバー間の相互交流を通して自己の問題点を洞察し，行動を治療的に変化させるために行うものである．

問題 22 誤っている組み合わせはどれか．

1. フロイト，S.——超自我
2. ユング，C.G.——集団無意識
3. ピアジェ，J.——発達段階
4. ロジャーズ，C.R.——指示的カウンセリング
5. スキナー，B.F.——オペラント学習

（1993 共通問題 56）

解答 4

解説 個人精神療法には，大きく分けて指示的精神療法と非指示的療法がある．ロジャースは後者の代表であり，説得や専門知識を与えることによる行動変容ではなく，受容的態度を通して患者自らが自己洞察するよう方向づけるものである．

問題 23 転移について適切でないのはどれか．

1. 陽性転移は患者が好意・愛情を治療者に向けることをいう．
2. 陰性転移は患者が憎悪・攻撃を治療者に向けることをいう．
3. 陰性転移は治療の阻害因子となる．
4. 逆転移は治療者が生活史で他者に抱いた感情を患者に向けることをいう．
5. 転移の解釈は患者の葛藤を解消する手段となる．

（1998 共通問題 62）

解答 3

解説 転移現象は，通常の人間関係にも常に存在するものであり，陽性転移と陰性転移とが潜在的には同時に存在していると考えられている．精神分析的治療は，患者をこのような転移感情に直面させることによって葛藤への洞察を促していく．

問題 24 誤っている組み合わせはどれか．

1. 神経症——ジアゼパム
2. うつ病——ハロペリドール
3. 躁病——炭酸リチウム
4. てんかん——フェニトイン
5. 精神分裂病（統合失調症）——クロルプロマジン

（1996 共通問題 78）

解答 2

解説 ハロペリドールは抗精神病薬の代表的なものであり，作用機序はドパミンの後シナプス受容体への結合を阻害すると考えられている．最も使用頻度が高いのは，統合失調症と躁病である．

問題 25 パーキンソン症候群を起こしやすい薬物はどれか．

1. 抗不安薬
2. 抗てんかん薬
3. 抗精神病薬
4. 甲状腺末
5. 抗癌薬

（1995 共通問題 77）

解答 3

解説 抗精神病薬は短期投与でも錐体外路症状としてパーキンソニズムが発現しやすい．

問題 26 抗精神病薬の副作用として誤っているのはどれか．

1. 起立性低血圧
2. 便秘
3. 満月様顔貌
4. 錐体外路徴候
5. 悪性症候群

（1992 共通問題 71）

解答 3

解説 抗精神病薬の副作用は，抗ドパミン作用（錐体外路症状），交感神経遮断作用（起立性低血圧），副交感神経遮断作用（便秘など）が現れる．また時に死に至ることもある悪性症候群もみられる．

索引

和文

あ

愛情飢餓　49
アイゼンク　93
アカチジア　54, 110
悪性症候群　54, 110
アドラー　93, 99
アナフラニール　16, 47
アヘン類　59
アラウザル水準　23
アリエティ　103
アルコール　59
アルコール依存症　59
アルコール関連障害　59
アルコール性認知症　60
アルツハイマー型認知症　83
アレキサンダー　97
暗示によるトレーニング　87
アンドレアセン　37
アンナ・フロイト　96
アンフェタミン　59

い

遺棄　81
易刺激性　13
異常心理学，臨床心理学と　3
異常とは何か　4
依存症　58
依存性パーソナリティ障害　46
イド　91
イミプラミン　51
陰性症状　54
陰性転移　96
陰性統合失調症　54

う

ウェクスラースケール　7
ウェクスラーテスト　7
うつ気分を伴う適応障害　36
うつ病　64
　──，PTSD における　22
　── に対する支持療法　108
うつ病認知スケール　8
運動麻痺　25

え

エゴ　96
エス　96
エディプス・コンプレックス　92
エリクソン　94, 96
エリス　5
エレクトラ・コンプレックス　92
エロス　91
演技性パーソナリティ障害　41
煙突掃除法　91
エンドルフィン　23, 49, 51

お

オートン　74
汚言症　76
落ち着きがない子供　77
オペラント条件づけ　94
　── による行動療法　4

か

カーンバーグ　100, 106
絵画統覚検査（TAT）　8
概日リズム睡眠障害　69
解釈　96
外傷後ストレス障害（PTSD）　21
外傷体験　22
解体型統合失調症　54

解体した会話　53
回避性パーソナリティ障害　18, 45, 79
解離性健忘　32
解離性障害　32
　──，PTSD における　22
解離性同一性障害　34
解離性とん走　33
解離性ヒステリー　32
カウンセリング心理学　7
学習障害　74
学習心理学　4
覚醒剤　59
カサーニン　55
過食症　49, 51
過食発作　49, 51
家族療法　90
カタルシス法　91
学校カウンセリング　7
家庭内暴力　78
カプラン　106
過保護　42
過眠症　69
カルバマゼピン　23, 56, 63, 76
河合隼雄　6
感覚麻痺　25
眼球挙上　54
関係念慮　40
関係妄想的な態度　103
患者中心主義　5
患者と治療者の基本的関係　89
感情障害　62
感情の平板化　54
感情病　62
完全癖　47
ガンダーソン　100
観念奔逸　62
鑑別不能型統合失調症　54

緘黙症 76

き
記憶障害 83
危機介入 36
器質性精神疾患 84
機能の全体的評定（GAF） 12
揮発性有機溶剤 59
気分障害 62
気分変調性障害 65
虐待がもたらす精神障害 80
逆転移 96
ギャンブル依存症 60
急性 PTSD 23
急性ストレス障害 24
境界性パーソナリティ障害 43
　——の認知行動療法 100
強直-間代性痙攣 67
強迫観念タイプ 20
強迫行動 20
強迫行動タイプ 20
強迫性障害 20, 29
強迫性パーソナリティ障害 47
拒食症 49
去勢不安 92
近親相姦 71
禁断症状 58
緊張型統合失調症 54
緊張性興奮 53
緊張性昏迷 53

く
グッドウィン 60
クモ恐怖 19
クラーマン 64
クライアント中心主義 5
クラスター A 38
クラスター B 41
クラスター C 45
クラミプラミン 21
クレペリン 4, 53
クロイツフェルト・ヤコブ病による認知症 84
クロザピン 54
クロッパー 5
クロルプロマジン 54

け
軽躁病エピソード 62
血管性認知症 83

決断困難 65
幻覚剤 59
幻覚症 60
幻覚妄想 55
元型 93

こ
行為障害 45, 74
行為心迫 62
抗うつ薬 110
　——の副作用 111
甲状腺機能低下症による認知症 84
高所恐怖 19
口唇期 92
抗精神病薬 110
　——の副作用 110
抗てんかん薬 110
　——の副作用 111
行動主義 94
行動主義心理学 4
行動の混乱を示す適応障害 36
行動療法的集団療法 90
広汎性発達障害 74
抗不安薬 110
　——の副作用 111
興奮型統合失調症 54
肛門期 92
ゴールドスタイン 4
心の疲労とは 86
個人心理学 93
コス 97
古典的精神分析 89
言葉の問題，子供の精神障害の 76
子供の精神障害とその周辺 73
コフート 42
混合性エピソード 62
昏迷型統合失調症 54

さ
罪責妄想 64
作業療法と臨床心理学とのかかわり 1
サディズム，性的 72
サリバン 5, 97, 99
残遺型統合失調症 54
三環系抗うつ薬 64
産業カウンセリング 7
算数障害 74

し
シアン 97
ジェイコブス 103
自我 91, 96
自我心理学 94
自我分析 96, 97
自己愛性パーソナリティ障害 42, 79
思考停止法 87
思考の貧困化 54
自己感 100
自己記述式テスト 7
自己指示法 87
示唆 107
自殺企図 64
自殺念慮 65
支持的集団療法 90
支持療法 105
　——の実際 107
　——の治療効果 106
　——の目標 106
ジスキネジア 110
シゾイドパーソナリティ障害 39
舌の動きの異常 54
失語 83
失行 83
実行機能の障害 83
失声 25
失調型パーソナリティ障害 40
失調感情障害 55
失認 83
疾病利得 25
指導 107
児童虐待 80
　——の原因 81
自動思考 89
自動症 67
シドニーズ 108
自閉症 74
自閉性障害 74
社会恐怖 17
社会親和型人格 99
社会不安障害 17
社会問題となった子供の異常 77
ジャネー 26
シャルコー 91
集団のコンフォーミティ 91
集団療法 90
集中力 22
自由連想 95

自由連想テスト　93
出社拒否　45, 69
小うつ病　65
条件反射　94
症状精神病　84
焦燥感　22
情緒と行動が混乱を示す適応障害　36
衝動性　43
衝動制御の障害　58
衝動性症状　76
小児性愛　71
職業カウンセリング　7
助言　107
書字表出障害　74
自立型人格　99
視力麻痺　25
人格の再構築療法　100
人格類型　93
心気症　28
神経症　11
神経症とは　10
神経性食思不振症　⇒ 拒食症
神経性大食症　49
神経性無食欲症　49
心身症　30
振戦　60
身体化障害　26
身体疾患による認知症　84
身体醜形恐怖　29
身体醜形障害　29
身体的虐待　80
身体的錯覚　40
身体表現性障害　25
シンナー　59
心理教育的アプローチ　108
心理生物学　11
心理的虐待　80
心理テスト　7
心理療法とカウンセリングの定義　6
神話類型　93

す

睡眠・覚醒リズム障害　69
睡眠時無呼吸　69
睡眠時遊行症　69
睡眠障害　22, 69
スキーマ　99
スキナー　4, 94
スタンフォード・ビネー式知能テスト　7

ストッキング状麻痺　10
ストレッサー　14

せ

生活技能訓練（SST）　54, 90
性器期　92
性嗜好異常　71
成熟拒否　49
正常圧水頭症による認知症　84
性障害　71
精神医学，臨床心理学と　3
精神運動発作　67
精神疾患診断と統計の基準（DSM）　11
精神遅滞　73
精神発達の遅れ　76
精神病状態　55
精神病的うつ病　64
精神分裂病　⇒ 統合失調症
精神療法　89
　　──の開拓者　91
性的虐待　80, 81
性的サディズム・マゾヒズム　72
性転換症　71
性同一性障害　71
窃視症　72
摂食障害　49
セロトニン　20, 23, 51
全生活史健忘　32
全般性不安障害　13
全般てんかん　67
潜伏期　92
せん妄　60

そ

双極性障害　62
喪失体験　109
躁病　62
躁病エピソード　62
側頭葉発作　67
ソセゴン　59

た

第一次・第二次疾病利得　25
大うつ病エピソード　62
大うつ病性障害　64
対人関係的精神療法　97
対人関係療法　64
対人恐怖　18
第二次過程　92

タイプAの人格　30
タイプBの人格　30
多軸診断　11
多重人格性障害　34
脱力発作　70
多動　62
多動性障害　75
多動性症状　76
田中・ビネー式知能検査　7
タナトス　91
多弁　62
タラチョー　108
単一恐怖　19
短期力動精神療法　97
男根期　92
炭酸リチウム　23, 51, 56, 63
断酒会　59
断酒剤　59
単純肥満　49

ち

知能テスト　7
注意欠陥/多動性障害　75
超自我　91
直接的介入の行使　107
治療法の概要　89

て

抵抗　95
適応障害　36
テグレトール　51
転移　96, 108
てんかん　67
転換性障害　17, 25
転換性ヒステリー　25

と

同一性障害　43
トゥーレット症候群　73
投影法　8
登校刺激　77
統合失調質人格障害
　　⇒ シゾイドパーソナリティ障害
統合失調症
　　──の精神療法　102
　　──の分類　54
洞察療法　95
同質性　91
疼痛性障害　27
トークン・エコノミー　94

読字障害　74
特定の恐怖症　19
友だちと遊べない子供　76
トラウマ　23

な

内界の欲望　96
ナイト　105
ナルコレプシー　70

に

二重うつ病　65
二相性躁うつ病　62
2大精神病　4
二分法的思考　101
認知行動療法　99, 101
認知症　83
認知療法　5, 99, 101, 103

ね

ネオ・フロイディアン　97
ネグレクト　81
眠気　54, 111

の

ノイローゼ　10
脳腫瘍による認知症　84
脳内モルヒネ　23
脳波　67
喉の渇き　111
ノバリス　105
ノルアドレナリン　23, 51

は

パーキンソン病による認知症　84
パーキンソン病様症状　54, 110
パーソナリティ障害　38
　──の分類　38
破瓜型統合失調症　54
白昼夢　22
暴露療法　29
パチンコ（パチスロ）依存症　60
白血球減少症　111
発達停止　100
パニック障害　15
パニック発作　15
パブロフ　94
ハルトマン　96
バルビツール系薬物　59
バルプロ酸ナトリウム　63

ハロペリドール　21, 54, 63, 76
反抗する子供　77
反社会性パーソナリティ障害　44
阪神大震災　22
汎性欲論　89
ハンチントン病による認知症　84
バンデュラ　99

ひ

被害妄想　64
引きこもり　79
非指示的心理療法　7
非指示法　5
ヒステリー　4
ヒステリー人格　41
ヒステリー性失神発作　25
ビタミンB_{12}欠乏症による認知症　84
ピック病による認知症　84
否定的自動思考　99
否認　96
ピネル　4
ヒポクラテス　3
肥満　54
病因論　11
表現療法　100
病的賭博　60
広場恐怖　15
貧困妄想　64
ピンスカー　105

ふ

ファイナー診断基準　11
不安障害　13
不安神経症　13
不安とうつ気分の混合状態を示す適応障害　36
不安を伴う適応障害　36
フェティシズム　71
フェレンツィ　97
副作用, 薬物療法の　110
腹式呼吸法　87
複数の病因による認知症　84
不随意運動　110
不注意の症状　75
物質依存　58
物質関連障害　58
物質使用障害　58
物質誘発性持続性認知症　84
物質乱用　58

ブッチャー　97
不登校　14, 45, 69, 77
部分てんかん　67
普遍無意識　93
不眠症　69
ふらつき　111
フリードマン　30
フルメジン　19
フレンチ　97
ブロイアー　91
フロイト　4, 10, 25, 89, 91
ブロイラー　53
フロム　5
分析志向的集団療法　90
分析心理学　92
分離不安　76
分裂感情障害　⇒　失調感情障害
分裂病　⇒　統合失調症
分裂病型パーソナリティ障害
　　⇒　失調型パーソナリティ障害

へ

閉所恐怖　19
ベック　5, 64, 99, 101
ベトナム戦争　22
ヘビ恐怖　19
ペリアクチン　50
ヘロイン　59
弁証法的行動療法　101
ベンゾジアゼピン　59
便秘　111

ほ

防衛　96
放置　81
ボーカルチック　73
ボーダーライン・スケール　8
ホーナイ　5, 96, 99
ホームズ　30

ま

マーラー　103
マイヤー　11
マスターソン　100
マズロー　5
マゾヒズム, 性的　72
慢性PTSD　23
慢性軽症うつ病　65

み

ミネソタ多面人格試験（MMPI） 7

む

無意識 93
無反応 22
夢遊病 69

め

メチルフェニデート 45, 70, 76
滅裂思考 53, 62
めまい 111

も

妄想 40
　――に対する認知療法の試み 102
妄想型統合失調症 54
妄想性パーソナリティ障害 38
妄想的考え 103
モーターチック 73
目的論的心理学 93
モルヒネ 59

や

夜驚症 22

やく

薬物依存症 58
薬物乱用 58
薬物療法 110
やさしい無関心 54

ゆ

夢分析 93
ユング 6, 92

よ

陽気 62
陽性転移 96
陽性統合失調症 54
よき無関心 26
抑うつ神経症 65
抑制型拒食症 49

ら

ラーエ 30
ラパポート 96
ランク 5

り

理学療法と臨床心理学とのかかわり 1
力動精神療法 95, 96

り（続）

離人症性障害 33
リスペリドン 54
離脱症状 58
リネハン 5, 101
リラクゼーション法 86, 87
臨床心理学 3
　――とPT・OTとのかかわり 1
　――の現状 5
　――の歴史 3
臨床心理士の認定制度 6

れ

レイプ 22
恋愛転移 43

ろ

老化とその障害 83
ローゼンタール 105
ロールシャッハ 8
ロールプレイ 18, 29, 39, 90
ロジャーズ 5, 105
露出症 72

わ

ワイスマン 97
ワトソン 4, 94

欧文

A

AA（alcoholic anonymous） 59
acute stress disorder 24
adjustment disorder 36
Adler, A.（アドラー） 93, 99
advice 107
affective disorder 62
alcohol-related disorder 59
Alexander, F.（アレキサンダー） 97
Alzheimer 型認知症 83
anal stage 92
Andreasen, N.C.（アンドレアセン） 37
anorexia nervosa 49
antisocial personality disorder 44
anxiety disorder 13
Arieti, S.（アリエティ） 103
arousal 水準 23
autistic disorder 74
avoidant personality disorder 18, 45

B

β ブロッカー 16, 18, 23
Bandura, A.（バンデュラ） 99
Beck, A.T.（ベック） 5, 64, 99, 101
　――の認知行動療法 65
bipolar disorder 62
Bleuler, E.（ブロイラー） 53
body dysmorphic disorder 29
borderline personality disorder 43
Breuer J.（ブロイアー） 91
brief psychodynamic therapy 97
bulimia nervosa 49
Butcher, J.N.（ブッチャー） 97

C

castration anxiety 92
Chalcot, J.M.（シャルコー） 91
circadian rhythm sleep disorder 69
cognitive behavior therapy 6
conduct disorder 74
conversion disorder 25
counter-transference 96
Creutzfeldt-Jakob 病による認知症 84
CT 8

D

defence 96
delusional idea 103
dementia due to medical conditions 83
dementia due to multiple etiologies 83
dementia not otherwise specified 83
dementia of the Alzheimer's type 83
denial 96

dependent personality disorder 46
depersonalization disorder 33
diagnostic and statistical manual of mental disorders（DSM） 11
directive interventions 107
disorder of written expression 74
dissociative amnesia 32
dissociative disorder 32
dissociative fugue 33
dissociative identity disorder 34
DSM（精神疾患診断と統計の基準） 11
　──体系の流れ 11
　──の診断軸 12
　──の診断体系 11
DSM-I 11
DSM-II 11
DSM-III 11
DSM-III-R 11
DSM-IV 12
DSM-IV-TR 12
dynamic psychotherapy 6
dysthymic disorder 65

E

eating disorder 49
ego 96
　──analyse 96
Ellis, A.（エリス） 5
epilepsy 67
Erikson, E.（エリクソン） 94, 96
es 96
exhibitionism 72
expressive psychotherapy 100
Eysenck, H.J.（アイゼンク） 93

F

Feighner Criteria 11
Ferenczi, S.（フェレンツィ） 97
fetishism 71
French, T.M.（フレンチ） 97
Freud, A.（アンナ・フロイト） 96
Freud, S.（フロイト） 4, 10, 25, 89, 91
　──の発達理論 92
Friedman, M.（フリードマン） 30
Fromm, E.（フロム） 5

G

GAF（機能の全体的評定） 12

gender identity disorder 71
generalized anxiety disorder 13
genital stage 92
global assessment of functioning（GAF） 12
Goldstein（ゴールドスタイン） 4
Goodwin, D.W.（グッドウィン） 60
guidance 107
Gunderson, K.（ガンダーソン） 100

H

Hartmann, H.（ハルトマン） 96
here and now 89
Hippocrates（ヒポクラテス） 3
histrionic personality disorder 41
Holmes, T.H.（ホームズ） 30
Horney, K.（ホーナイ） 5, 96, 99
Huntington 病による認知症 84
hypersomnia 69
hypochondriasis 28

I

ICD 11
id 91
impulse-control disorder 58
insomnia 69
International Classification of Disease（ICD） 11

J

Jacobs（ジェイコブス） 103
Janet（ジャネー） 26
Jung, C.G.（ユング） 6, 92

K

Kaplan（カプラン） 106
Kasanin（カサーニン） 55
Kernberg, O.F.（カーンバーグ） 100, 106
Klerman, G.L.（クラーマン） 64
Klopfer, B.（クロッパー） 5
Knight（ナイト） 105
Kohut（コフート） 42
Koss, M.P.（コス） 97
Kraepelin, E.（クレペリン） 4, 53

L

latence period 92
Linehan, M.M.（リネハン） 5, 44, 101

LSD 59

M

Mahler（マーラー） 103
major depressive disorder 64
Maslow, A.H.（マズロー） 5
Masterson（マスターソン） 100
mathematics disorder 74
mental retardation 73
Meyer, A.（マイヤー） 11
Minnesota multiphasic personality inventory（MMPI） 7
MMPI（ミネソタ多面人格試験） 7
mood disorder 62
multiple personality disorder 34

N

narcissistic personality disorder 42
narcolepsy 70
Novalis（ノバリス） 105

O

obsessive-compulsive disorder 20
obsessive-compulsive personality disorder 47
oral stage 92
Orton, S.（オートン） 74

P

pain disorder 27
panic attack 15
panic disorder 15
paranoid personality disorder 38
paraphilia 71
Parkinson 病による認知症 84
Parkinson 病様症状 54, 110
pathological gambling 60
Pavlov, I.P.（パブロフ） 94
pedophilia 71
personality disorder 38
PET 8, 20
phallic stage 92
Pick 病による認知症 84
Pinel, P.（ピネル） 4
Pinsker（ピンスカー） 105
posttraumatic stress disorder（PTSD） 21
psychodynamic psychotherapy 96
PTSD（外傷後ストレス障害） 21
　──の生物学的原因 23

R

Rahe, R.H.（ラーエ） 30
Rank, O.（ランク） 5
Rapaport, D.（ラパポート） 96
RDC（Research Diagnostic Criteria） 11
reading disorder 74
reconstructive psychotherapy 100
referential attitude 103
resistance 95
Rogers, C.R.（ロジャーズ） 5, 105
Rorschach, H.（ロールシャッハ） 8
Rorschach テスト 8
Rosenthal（ローゼンタール） 105

S

schizoaffective disorder 55
schizoid personality disorder 39
schizophrenia 53
schizotypal personality disorder 40
sence of self 100
sexual disorder 71
sexual masochism 72
sexual sadism 72
Shiang, J.（シアン） 97
Sidneys（シドニーズ） 108
simple phobia 19
Skinner, B.F.（スキナー） 4, 94
sleep disorder 69
sleepwalking disorder 69
social anxiety disorder 17
social phobia 17
social skills training（SST） 54, 90
somatization disorder 26
somatoform disorder 25
specific phobia 19
splitting 100
SSRI 14, 16, 17, 20, 23, 29, 50, 64, 110
SST（生活技能訓練） 54, 90
Stanford-Binet 式知能テスト 7
stop thinking 87
substance abuse 58
substance dependence 58
substance use disorder 58
substance-induced persisting dementia 83
substance-related disorder 58
suggestion 107
Sullivan, H.S.（サリバン） 5, 97, 99
supportive psychotherapy 6
supportive therapy 105

T

Tarachow（タラチョー） 108
TAT（絵画統覚検査） 8
thematic apperception test（TAT） 8
Tourette 症候群 73, 76
transference 96
transsexualism 71

V

vascular dementia 83
voyeurism 72

W

Watson, J.B.（ワトソン） 4, 94
Wechsler スケール 7
Wechsler テスト 7
Weissman, M.M.（ワイスマン） 97

理学療法士・作業療法士を目指す学生のための
標準教科書シリーズ

STANDARD TEXTBOOK PT|OT 標準理学療法学・作業療法学
専門基礎分野

シリーズ監修
奈良　勲
鎌倉矩子

病理学
第5版

監修　横井豊治　編集　村雲芳樹　佐藤康晴
● B5　頁328　2022年

整形外科学
第5版

執筆　染谷富士子　菊地尚久
● B5　予定頁232　2022年

小児科学
第6版

編集　前垣義弘　小倉加恵子
● B5　予定頁288　2022年

解剖学
第5版

編集　野村　嶬
● B5　頁552　2020年

生理学
第5版

執筆　岡田隆夫　鈴木敦子　長岡正範
● B5　頁272　2018年

人間発達学
第2版

執筆　岩﨑清隆
● B5　頁374　2017年

運動学

編集　伊東　元　高橋正明
● B5　頁328　2012年

内科学
第4版

編集　前田眞治
● B5　頁416　2020年

神経内科学
第5版

編集　川平和美
● B5　頁432　2019年

老年学
第5版

編集　大内尉義
● B5　頁464　2020年

精神医学
第4版増補版

編集　上野武治
● B5　頁348　2021年

臨床心理学

執筆　町沢静夫
● B5　頁144　2001年

2022年9月時点の情報です。
最新情報につきましては、医学書院ホームページをご覧ください。https://www.igaku-shoin.co.jp/

理学療法士を目指す学生のための
標準教科書シリーズ

STANDARD TEXTBOOK PT　標準理学療法学

専門分野

シリーズ監修　奈良　勲

理学療法評価学
第4版
編集　内山　靖　岩井信彦
編集協力　横田一彦　森　明子　鈴木里砂
● B5　予定頁384　2022年

神経理学療法学
第3版
編集　森岡　周　阿部浩明
● B5　予定頁450　2022年

地域理学療法学
第5版
監修　牧田光代
編集　金谷さとみ　原田和宏
● B5　予定頁304　2022年

理学療法学概説
編集　内山　靖
● B5　頁368　2014年

理学療法研究法
第3版
編集　内山　靖　島田裕之
● B5　頁320　2013年

運動療法学 総論
第4版
編集　吉尾雅春　横田一彦
● B5　頁312　2017年

運動療法学 各論
第4版
編集　吉尾雅春　横田一彦
● B5　頁500　2017年

骨関節理学療法学
第2版
監修　吉尾雅春　編集　福井　勉　小柳磨毅
● B5　頁328　2021年

内部障害理学療法学
第2版
編集　高橋哲也　神津　玲　野村卓生
● B5　頁450　2020年

物理療法学
第5版
編集　網本　和　菅原憲一　編集協力　松田雅弘
● B5　頁376　2020年

日常生活活動学・生活環境学
第6版
編集　鶴見隆正　隆島研吾　編集協力　大森圭貢
● B5　頁392　2021年

理学療法臨床実習とケーススタディ
第3版
編集　鶴見隆正　辻下守弘
● B5　頁304　2020年

病態運動学
編集　星　文彦　新小田幸一　臼田　滋
● B5　頁456　2014年

臨床動作分析
編集　高橋正明
● B5　頁232　2001年

2022年9月時点の情報です。
最新情報につきましては、医学書院ホームページをご覧ください。https://www.igaku-shoin.co.jp/

作業療法士を目指す学生のための
標準教科書シリーズ
STANDARD TEXTBOOK OT　標準作業療法学
専門分野

地域作業療法学
第4版
編集　大熊　明　根本悟子
編集協力　机　里恵　林　安希子
● B5　予定頁320　2022年

日常生活活動・社会生活行為学
第2版
編集　濱口豊太　編集協力　曽根稔雅
● B5　予定頁350　2022年

作業療法学概論
第4版
編集　能登真一
● B5　頁304　2021年

基礎作業学
第3版
編集　濱口豊太　編集協力　桐本　光
● B5　頁232　2017年

作業療法評価学
第3版
編集　能登真一　山口　昇　玉垣　努　新宮尚人
　　　加藤寿宏　松房利憲
● B5　頁704　2017年

身体機能作業療法学
第4版
編集　山口　昇　玉垣　努　李　範爽
● B5　頁532　2021年

精神機能作業療法学
第3版
編集　新宮尚人
● B5　頁320　2020年

高次脳機能作業療法学
第2版
編集　能登真一
● B5　頁340　2019年

発達過程作業療法学
第3版
編集　加藤寿宏
● B5　頁384　2020年

作業療法 臨床実習とケーススタディ
第3版
編集　濱口豊太　編集協力　鈴木　誠
● B5　頁228　2020年

高齢期作業療法学
第3版
編集　松房利憲　新井健五　編集協力　勝山しおり
● B5　頁264　2016年

作業療法研究法
第2版
編集　山田　孝　編集協力　長谷龍太郎
● B5　頁288　2012年

2022年9月時点の情報です。
最新情報につきましては、医学書院ホームページをご覧ください。https://www.igaku-shoin.co.jp/